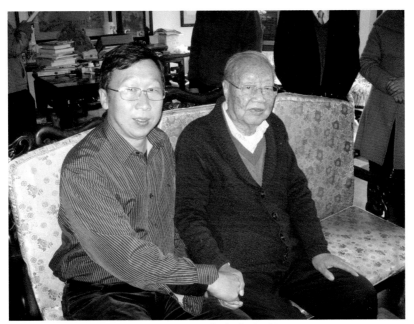

与国医大师朱良春合影

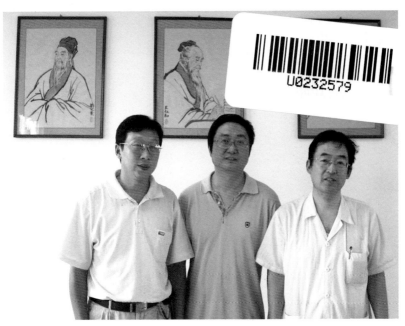

河北省中医药科学院院长裴林、副院长曹东义教授合影

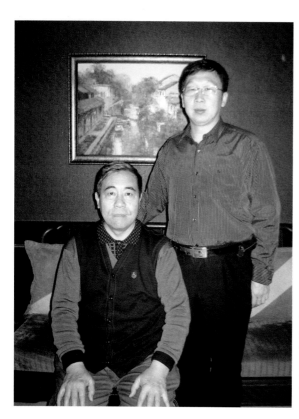

与师傅赵振兴合影

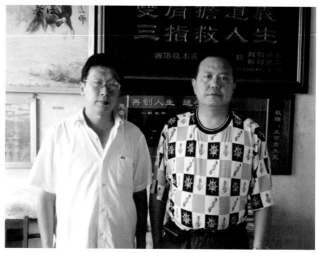

秦皇岛师父王可贵合影

草医堂

临证传薪

——一位民间中医的实践与感悟

李源 著

山西出版传媒集团
山西科学技术出版社

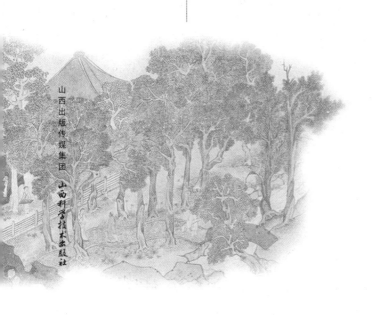

民间有好医，草堂说真话

河北民间中医，宁晋的李源医生是我的道友，他尊敬我称我是老师，其实不敢当，我们只是互相鼓励，互相学习的朋友。他从报纸、书刊上了解我，可能比我认识他早一些。我们见面相识的具体时间记不清了，大约是在2006年前后，那是一个特殊的时期，反中医思潮沉渣泛起，一时间中医成了人们争议和关注的一个热门话题，通过网络我们互相认识了，并且有了交流。

2007年夏天，他带来了广州中医药大学本硕连读专业六七位同学，这些可爱的学生们利用暑期，自费从广东来到河北跟李源侍诊学习，说是为了寻找民间中医。李源也就很自然地把这些同学们介绍到我这里做客、交流，后来我去广州参加"名师与高徒"的中医传承大会，或者去拜访恩师邓铁涛先生，还几次与这些学生们座谈、交流，这也是网络带来的新变化，同道网友，以文会友，以网结友。用网交友，很时髦，也很方便。

此前后，李源希望拜师学习，我就把他介绍给石家庄市中医院的名医赵振兴先生。赵先生临床经验非常丰富，希望有热心的学子前去传道，想找几位衣钵传人。一开始，赵先生听我介绍说李源虽然有学历，但是不很高，不是研究生毕业，有些不愿意收这个徒弟。我就讲了朱良春先生推荐人才的故事，朱老介绍何绍奇、朱步先编辑《实用中医内科学》，费开扬先生一开始也是不大愿意接受，觉得他们资历太浅，找教授写的文章不合适。朱老就说："你要找有水平的，他们可以胜任；你要找高学历的，那他们不一定合适。"结果，何绍奇、朱步先都出色地完成了任务，并且在学术界崭露头角。赵先生听了我的介绍，就说：你把他带来，看看实际水平再说吧。就这样，李源虽然不知情，但是他拜师学习的事情就有了机会。李源以优秀的表现赢得了赵先生的信任，他愉快地接受了这个徒弟，并倚重为衣钵传人。

此后，李源虽然自己诊务很忙，但是一直坚持每周坐长途车，来市里跟师学习，用功用情，颇有心得，很有造诣，深得赵振兴先生喜爱。

李源也是一个很有社会活动能力的民间中医，他在宁晋县组织了百余人参与的"民间中医交流学社"，并定期活动，请名医讲座，大家一起交流临证心得，活动内容丰富，切合临床，学术交流开展得轰轰烈烈。在这样的背景之下，某年，我们研究院几位专家，在我的介绍下，一起到宁晋县与这些民间中医搞了一次学术活动，大家亲切座谈，互相切磋。很多人事后还来石家庄找我，或者找其他专家交流学术，这也是很有意义的事情。

也许通过这些学术背景的介绍，您就可以对李源大夫的为人、学医、行医情况略知一二了，大约也就认识了这位朋友。

李源与中医结缘很早，逐渐被中医文化所化。他的中医道路，或者说成才之路，走的很长，别人以为是"苦苦摸索"，他自己却认为是"乐在其中"。他对中医学术非常痴迷，对于传统中医的认药、辨药、制药等都很有兴趣，他甚至根据病人要求，以及自己临床需要，灵活的配制一些丸散膏丹等，以方便患者，节省药费。

他的草医堂诊所，"总把新桃换旧符"，已经改换门庭几次，不断升级换代。我们一开始去的时候，他的门面还很简陋，半间诊室，半间药房，后来业务发展了，他的诊室也就顺势而上，扩展为三四间店面。后来，业务逐渐繁忙，他就把打针输液等西医业务去掉了，专心致志开展中医诊治。"纯中医"特色，在他那里是干出来的，不像有些人只是嘴上喊。

李源说："做一名淡泊的中医大夫，不浮不躁，不争不怨，不计较那些浮华之事。不是没有追求，只是不强求，淡淡地过着自己的生活。"我认为这是他的真心话，朴实无华，脚踏实地。有梦想，在心头。

身为一位民间中医，处在卫生保健事业的网底，他就是"原生态中医"的现代版，也是几千年中医人的"活化石"，更是最美社区、乡村医生的化身。靠中医学术发展事业，传承岐黄薪火，他不仅自己受益，还通过著书立说，把自己的经验奉献出来，传递出去，造福于更多的人。这是一种高尚的情操，令人敬佩。

他的书，直面临床问题，从头到脚，虽非大全，也涵盖颇丰，足资参考。方法简便而实用，易于学习和传播；内容丰富而博大，善于取材的读者，读后一定会大有收获。当然，对于其中一些观点、经验，也不乏见仁见智之处。

这是一部读来就很亲切，读过就可以使用的手册。因此，我乐于推荐给业内同道、中医爱好者，以及广大的读者。

曹东义

2013 年 8 月 12 日

序于求石得玉书屋

精研勤读，精诚奉献

欣闻李源先生的经验集——《草医堂临证传薪》即将付梓，有幸先睹为快。书的编著不仅为中医的薪火传承起到积极的作用，也为后学者积累了一笔珍贵的临床资料，具有很强的可读性和实用性。

先生天资敏悟，自年少时就喜爱传统文化，后自学中医，刻苦钻研，甚是痴迷。在这 20 余载的寒暑往来、岁月交替之中，他先后学习、阅读了大量的中医药著作，又通过实践、拜师、访友在临床中不断地提高自己，多年的临床之余做了大量读书笔记、医案分析等资料。先生对中医的学习总是从临床出发、学以致用，他常说："学中医就是给人治病的。"20 余年来他从未脱离过临床一步，多年的实践磨炼，年未及 40，在我们当地已小有名气。其学医经历亦颇为令人叹服，不但顺利通过了当年的中医专业自学考试，《执业医师法》颁布后，参加国家执业医师资格考试，又以高分成绩获得通过，堪称是自学成才之典范。这次汇集出版的这些资料即是他这一阶段的学医经历，和临床实践中的真实记录、汇总的一部分，从书中我们可以领略到他运用中医药诊疗疾病的独到之处、分析病案的精彩讲解及其待患者如亲人的高尚医德。

我与先生的多年交往，曾亲眼见证他诊治疾患的高超医术，常对其临床分析、判断诊治疾病的能力，和其对待患者如亲人的高尚品质所折服。他根据家传治疗烧烫伤的验方创立的"滋润包扎疗法"，用于治疗各种原因引起的烧烫伤取得了很好疗效；临床中不论是常见病、多发病，还是疑难杂证，他总能找到疾病的关键所在，错综复杂的病症，他常用简单而普通的方药，就可使问题迎刃而解；对脉学的认识颇见深厚功夫；他对经方的运用尤具心得；对脏腑经络、气血营卫、五运六气以及邪正关系的认识等都清晰明了。许多观点在书中均有详细阐述。

先生是一个脚踏实地、刻苦而勤奋的人，他尊重同行，学人之长，补己之短，完善自己，服务于患者。他勤于学习，善于思考，对临床中许多病症都有自己独到的见解。古人云："学富五车，才高八斗"，先生有很深的中国传统文化基础，拥有大量的藏书，且对自己收藏的每一本书都是精读细研，吸取精华，兼收并蓄，然后应用到临床中去。他在诊治疾病的过程中，对方药的组成都尽量做到精益求精，凸显疗效。

综观此书以及与先生近距离接触，可体会到其学习中医、实践中医、宣传传承中医的不懈努力，可以学习到其丰富的临证处方用药之经验。我长先生 20 余岁，虽年龄悬殊，然志同道合，常相往来，交往深厚，是忘年之交。先生虽然年轻，但其学习、钻研学问之精神实属难能可贵。先生能把深奥艰涩的中医之理讲述的明晰透彻，又生动通俗这源于先生的厚积薄发，更源于他不计名利，只为治病救人的精诚医德。我深信，此书的出版一定会受到临床医师和广大读者的喜爱，若能从中仔细揣摩，定会受益匪浅，故乐之为序。

忘年挚友：韩献华

2013 年 7 月 7 日于榆树斋

精研勤读、精诚奉献

目　录

草医堂临证传薪

第一章　临证治验

1．咳嗽

（1）范某，女，50岁，河北省宁晋县某村人，2012年8月6日初诊。

诉：咳嗽1年余，咳甚时呕吐，曾多方诊治，疗效不佳，反复发作，查无明显异常。现：阵发性剧烈咳嗽，吐白痰，舌淡红苔薄，脉沉细。既往：冠心病，血压高，糖尿病。

处方：平喘五药合二陈汤加减。

麻黄6g、麻黄根6g、苏子10g、炒莱菔子15g、葶苈子10g、陈皮6g、半夏6g、茯苓10g、甘草5g、干姜3g、细辛3g、百部15g、紫苑15g、浙贝6g、桔梗6g。5剂，水煎服，日1剂。抗敏止咳散1瓶，每次3g，日2次。

8月12日二诊：药后效可。现：仍咳嗽，夜间甚，剧烈咳嗽时呕吐，时吐白痰，舌淡红苔薄，脉沉细。

处方：二陈汤合止嗽四药加减。

半夏10g、茯苓10g、陈皮10g、甘草5g、干姜3g、细辛3g、五味子3g、百部10g、紫苑15g、浙贝10g、桑叶10g、苏叶10g、前胡10g、薄荷10g、桔梗6g。5剂，水煎服，日1剂。抗敏止咳散1瓶，每次3g，日2次。

8月19日三诊：药后咳嗽减轻。现：仍咳嗽，剧烈咳嗽次数减少，剧烈咳甚时仍呕吐，舌红苔薄，脉沉细。

处方：二陈汤合止嗽四药加减。

半夏10g、茯苓10g、陈皮6g、甘草6g、干姜3g、细辛3g、当归30g、百部15g、紫苑15g、桔梗10g、浙贝10g、桑叶 10g、苏叶 10g、前胡 10g、白芍 30g。5 剂，水煎服，日 1 剂。抗敏止咳散 1 瓶，每次 3g，日 2 次。

8 月 24 日四诊：药后效可，仍咳嗽，次数减少，舌红苔薄，脉沉细。

处方：二陈汤合止嗽四药加减。

半夏 10g、茯苓 10g、陈皮 6g、甘草 5g、干姜 3g、细辛 3g、当归 40g、牛蒡子 10g、沙参 30g、荆芥 10g、百部 15g、紫苑 15g、苏叶 10g、桑叶 10g、浙贝 10g。5 剂，水煎服，日 1 剂。抗敏止咳散 1 瓶，每次 3g，日 2 次。

按：平喘五药乃赵振兴老中医的自拟方，是用于治疗哮喘之有效药组，笔者学习后临证除用于哮喘外，亦常用于剧烈、深在、痉挛类型之咳嗽，效果亦佳。二陈汤为治痰之祖方；止嗽四药亦是赵老所拟用于外感咳嗽之药组；干姜、细辛、五味子此为仲景小青龙汤治咳吐白色、泡沫状痰涎之药组，临证凡见咳吐白色痰者均可加入效佳。抗敏止咳散为笔者临床经验方配制的一种散剂成药，临床可用于多种过敏性疾病，如过敏性皮肤病、咽痒咳嗽、痉挛性咳嗽等。

（2）贾某，男，24 岁，河北省宁晋县大曹庄人，2012 年 9 月 27 日初诊。

诉：胸痒伴咳嗽数年，平素自觉体质差，1 周前外感、发热、咳嗽，经本村医生治疗外感愈，咳嗽甚、有痰，夜间重，胸痒则咳甚，舌淡后半部苔厚腻，脉沉。

处方：柴胡三仁汤加味。

防风 10g、荆芥 10g、牛蒡子 10g、沙参 30g、薄荷 10g、柴胡 10g、黄芩 6g、半夏 6g、党参 10g、甘草 5g、杏仁 6g、白豆蔻 10g、薏米 15g、当归 30g、桑叶 15g。5 剂，水煎服，日 1 剂。

10 月 1 日二诊：药后效佳。现：咳嗽大减，痰减少，舌苔后半部厚腻，脉沉。

处方：柴胡三仁汤加味。

防风 10g、荆芥 10g、牛蒡子 10g、沙参 30g、薄荷 10g、柴胡 10g、黄芩 6g、半夏 10g、党参 10g、甘草 5g、杏仁 6g、白豆蔻 10g、薏米 15g、当归 30g、橘红 10g。5 剂，水煎服，日 1 剂。

10 月 6 日三诊：药后效佳，胸痒消失。现：咳嗽、咳痰大减，晨起擤大量黄色鼻涕，舌淡红苔薄白，右寸脉沉弱。

处方：柴胡三仁汤加味。

防风 10g、荆芥 10g、牛蒡子 10g、沙参 30g、薄荷 10g、柴胡 10g、黄芩 3g、半夏 6g、党参 10g、甘草 5g、杏仁 5g、白豆蔻 5g、薏米 15g、当归 30g、橘红 10g。5 剂，水煎服，日 1 剂。

10 月 13 日四诊：药后效佳，胸痒、咳嗽均消失。现：自觉乏力，舌淡苔薄，脉沉。（欲再服中药调理）

处方：柴胡三仁汤加味。

防风 6g、荆芥 6g、牛蒡子 10g、沙参 30g、薄荷 6g、柴胡 6g、半夏 6g、党参 10g、甘草 5g、杏仁 5g、白豆蔻 5g、薏米 10g、橘红 10g、仙鹤草 40g、仙灵脾 15g。10 剂，水煎服，日 1 剂。愈。

按：柴胡三仁汤为小柴胡汤加杏仁、薏米、白豆蔻，可用于反复发作之外感有湿浊者效佳；防风、荆芥可解除胸痒、咽痒之咳嗽；大剂量当归可用于咳嗽夜间重者；沙参、牛蒡子、荆芥组合临床可用于肺络瘀阻之咳嗽、胸闷等症的治疗，效佳。

（3）史某，女，河北省宁晋县人，2012 年 11 月 13 日诊。

诉：干咳 10 余天，夜间重，上午轻，胸闷，15 天前外感，经他医输液治疗后外感愈，遗留咳嗽，舌红苔薄，脉沉。

处方：止嗽四药合牛蒡沙参汤加减。

桑叶 10g、苏叶 10g、浙贝 6g、前胡 10g、当归 30g、牛蒡子 10g、沙参 30g、荆芥 10g、百部 15g、紫苑 15g、防风 6g、桔梗 6g、甘草 10g、陈皮 10g。5 剂，水煎服，日 1 剂。服后愈。

按：外感后遗留咳嗽，临床常见，西药往往乏效。临床用止嗽散合止嗽四药加减效佳。夜间重者加大剂量当归；有热象、夜间加重者加知母、麦冬；肺络瘀滞者加沙参、牛蒡子、荆芥；晨起或黄昏咳嗽重者，加焦三仙等；临证时宜详辨。

（4）秦某，男，24 岁，河北省宁晋县县城人，2012 年 11 月 4 日初诊。

诉：反复发作咳嗽 3 年余，每遇换季或气候变化则咳嗽，自觉咳嗽深，像是在气管的深部，咳不透，有痰，色白。现：此次咳嗽已 1 个月余，输液、服药等多方治疗不愈，舌红苔薄，脉沉。

处方：平喘五药合止嗽四药加减。

麻黄 6g、麻黄根 6g、苏子 10g、炒莱菔子 30g、葶苈子 10g、百部 15g、地龙 10g、沙参 30g、牛蒡子 10g、荆芥 10g、桔梗 6g、桑叶 10g、苏叶 10g、前胡 10g、浙贝 10g。5 剂，水煎服，日 1 剂。

11 月 10 日二诊：药后咳嗽减轻，自觉舒畅，咳嗽松快，痰易出，舌红苔薄，脉沉。

处方：平喘五药合止嗽四药加减。

麻黄 6g、麻黄根 6g、苏子 10g、炒莱菔子 30g、葶苈子 10g、百部 15g、地龙 10g、沙参 30g、牛蒡子 10g、荆芥 10g、桑叶 10g、苏叶 10g、前胡 10g、浙贝 10g、橘红 15g。5 剂，水煎服，日 1 剂。愈。

按：平喘五药合止嗽四药加沙参、牛蒡子、荆芥可解除气管挛缩、疏通肺络，增强呼吸功能而使部位深在之咳嗽迅速解除，其中百部润肺止咳，现代研究表明本品有降低咳嗽中枢的兴奋作用，可缓解气道的高敏状态；地龙能搜剔肺部和气道潜伏之风邪，起到祛痰止咳以清洁气道之作用，二药相伍可增强患者对因季节变化而导致的冷热空气敏感，增加气道对冷热空气的适应性。

（5）李某，男，36岁，河北省宁晋县西市场商户，2012年11月12日初诊。

诉：反复咳嗽、气喘、气憋1个半月余，夜间加重、伴有哮鸣音，大便不畅，西诊：喘息性过敏性支气管炎，舌淡红苔白厚，脉沉滑。既往有鼻炎。

处方：平喘五药合平胃散加减。

麻黄6g、麻黄根6g、苏子10g、炒莱菔子15g、葶苈子10g、当归30g、百部15g、苍术6g、厚朴6g、甘草6g、橘红10g、紫苑20g、僵蚕10g、地龙10g、桔梗6g。5剂，水煎服，日1剂。

11月26日二诊：药后效佳，夜间咳嗽、气喘大减，大便畅。欲再巩固。

原方5剂，愈。

按：平胃散燥湿运脾、行气和胃，合平喘五药可解除患者的喘息状态。大剂量当归、百部、紫苑、地龙、僵蚕等相伍可疏通肺络，搜剔肺和气道之风邪以缓解气管之过敏、痉挛状态，桔梗可祛痰止咳，引药入肺经。

（6）宁某，女，30岁，2012年5月19日来诊。

诉：剧烈咽部刺激性呛咳伴晨起吐痰带血3个月，加重15天。该患者2007年曾患结核性胸膜炎、肺结核，经治疗钙化痊愈。此次于3个月前偶外感后引发咳嗽，曾多处就诊服药、输液等治疗效果不佳，经人介绍就诊于此。现：刺激性呛咳不停，甚是痛苦，夜间偶盗汗，大便偏干，口干，左侧颈部淋巴结轻微肿大，体质瘦弱，精神困顿、乏力，舌红苔薄舌体瘦小，脉细略数。辨证为：肺燥伤络，余毒未净。处方：

黄芩15g、百部15g、丹参15g、功劳叶15g、沙参30g、牛子 10g、炒荆芥 6g、夏枯草 15g、连翘 10g、浙贝母 10g、白及 6g、仙鹤草 30g、桑叶 30g、紫苑 20g、桔梗 6g。5 剂，水煎服，日 1 剂。

5 月 24 日二诊：药后咳嗽大减。现：晨起不再吐血痰，盗汗亦消，大便畅，精神好转。原方再服 5 剂。

5 月 29 日三诊：药后诸症均消。现：自觉食欲不佳，要求巩固疗效。

处方：黄芩 15g、百部 15g、丹参 15g、功劳叶 15g、沙参 30g、牛子 10g、炒荆芥 6g、夏枯草 15g、连翘 10g、浙贝母 10g、仙鹤草 30g、紫苑 15g、桑叶 15g、甘草 5g、焦三仙各 10g。5 剂，水煎服，隔日服药 1 剂，巩固疗效，愈。

按：该患者曾患肺结核和结核性胸膜炎，故此一旦引发咳嗽和肺系病变一般较常人症状反应剧烈，痛苦大，此次咳嗽既是如此。迁延数月多方诊治效果不佳，反而越来越重，以致呛咳不能停歇，晚上亦是如此，影响睡眠，精神困顿。据症状、表现，诊断为：肺燥伤络，余毒未净。处方黄芩、百部、丹参、功劳叶此四味药乃赵振兴老中医常用之抗痨四药，临证合仙鹤草、白及二药有收敛止血之功，可用治结核病咳嗽咯血。沙参、牛蒡子、荆芥三药合用可降气理血，通达肺络。夏枯草、连翘、浙贝母相伍可解毒散结，清除体内余毒，解除颈部淋巴结肿大。加大剂量桑叶可治疗各种原因的汗出、理肺络。紫苑、桔梗相伍宣肺通便、通利三焦。诸药合用共同起到润肺燥、止呛咳，清余毒之强大功效，故服药后病情迅速缓解而痊愈。

（7）毛某，男，4 岁，陕西咸阳人，2007 年 2 月 13 日就诊。

母诉：患儿 10 余天来咽痒、痉挛性咳嗽，每于凌晨 3 点左右开始，早晨 5～6 点缓解，10 天前因家人感冒后传染出现咳嗽至今。曾在当地一医院诊为食咳，经治乏效，乃治于此处。刻诊：咳嗽如上述，患儿平时宜汗出，活动后尤甚。食欲一般，二便正常，睡眠不实，舌苔白。

笔者思虑再三：夜间3点左右属丑时，根据子午流注学说，此时辰当为太阳病加剧之时，故当从此考虑施治，于是处方如下：

桂枝5g、白芍6g、甘草6g、生姜3片、大枣3枚、厚朴5g、杏仁5g、蝉蜕5g、白前6g。3剂，水煎2次分早晚温服，每日1剂。

服第1剂药后家长告知：孩子服药后，明显好转。现：晚上深液2~3点之间咳嗽较厉害，3点多钟后就基本没再咳嗽（以前要咳到6点左右），能睡着了。今天白天也基本没有咳嗽。嘱：继续服用上方。

服第2剂药后家长又告曰："孩子昨天晚上睡觉一整夜没有咳嗽，这是最近十天以来睡的最好的一晚。"

嘱再服1剂可停药，后病愈。

按：此类型（随时辰病情加重）患者临床常见，用常规论治往往效果不明显。笔者在临证过程中从《伤寒论》六经病"欲解时"（如：第9条，太阳病欲解时在巳至未上；第193条，阳明病欲解时从申至戌上；第272条，少阳病欲解时从寅至辰上；第27条，太阴病欲解时从亥至丑上；第291条，少阴病欲解时从子至寅上；第328条，厥阴病欲解时从丑至卯上。）的条文及后世医家的有关论述中悟出既然疾病有"欲解时"，那么一定还有疾病的"欲剧时"。故此根据六经病的"欲解时"及十二支（时辰）相冲关系推导出疾病的"欲剧时"。临证时据此处方用药，提高了疗效。

上例患者即是咳嗽每于夜间3时左右加重，此时辰根据上述理论即为太阳病欲剧时，患者的伴随症状又表现为：平时宜汗出，舌苔白等太阳病见症，故处方选用桂枝加厚朴杏子汤，加蝉蜕、白前以缓解咽痒等症，诸药相伍，而使方证对应。患者仅服药 3 剂即病愈，显著的临床疗效也证明了仲景"疾病欲解时"理论的实用性，确值得吾辈深入学习、领悟、实践。

（8）某女，79 岁，河北省宁晋县某村人，2013 年 1 月 26 日初诊。

诉：外感半月余，自购药服后好转。现：咳嗽，咳白色泡沫痰，夜间咳嗽加重、微喘不能平卧，舌淡红苔白微腻，脉滑。

处方：干姜 3g、细辛 3g、五味子 3g、麻黄 3g、半夏 10g、麻黄根 6g、炒莱菔子 15g、葶苈子 6g、苏子 10g、百部 15g、地龙 6g、黄芩 6g、车前子 15g、甘草 6g、桑叶 15g。3 剂，水煎服，日 1 剂。

1 月 28 日二诊：药后效佳，咳喘大减，夜间睡眠已无影响。现：诸症均仍轻微存在，夜间仍比白天重，余可，舌淡红苔薄白，脉沉。

处方：干姜 3g、细辛 3g、五味子 3g、麻黄 3g、半夏 10g、麻黄根 6g、炒莱菔子 15g、葶苈子 6g、苏子 10g、百部 15g、当归 20g、苏叶 10g、桑叶 10g、车前子 15g、甘草 6g、桑叶 15g。3 剂，水煎服，日 1 剂。

2 月 1 日三诊：其女代诉：药后诸症已基本消失，自觉已无痛苦，欲再服 2 剂药巩固。

其女并告知：其母数年来每年冬季即易患此症，去年、前年均输液 10 余天缓解，后随着天气转暖而平复。即使输液，感觉也没有今年服中药康复的这么彻底、舒适。

处方：干姜 3g、细辛 3g、五味子 3g、麻黄 3g、半夏 10g、麻黄根 6g、炒莱菔子 15g、葶苈子 6g、苏子 10g、百部 15g、当归 15g、苏叶 10g、桑叶 10g、车前子 10g、甘草 6g、桑叶 15g。2 剂，水煎服，日 1 剂以巩固，愈。

2. 灸法为主治愈老慢支急性发作喘息

高某某，男，60 岁，河北省宁晋县某村人，2007 年 12 月

草医堂临证传薪

8

17 初诊。

诉：10 多年前患老慢支，自 1997 年戒烟后经治疗已基本痊愈。10 天前因劳动汗出受风而引发急性咳嗽、喘息，不能平卧。遂在村卫生所用药（不详）输液 3 天病情不减。随后又去县医院诊查、治疗。X 光片示肺纹理增粗，心电图示正常，血常规示白细胞 $110 \times 10/L$。县医院用药：头孢噻肟钠、沐舒坦、地塞米松、喘定、甲硝唑、维生素 B_6 静点。口服氨茶碱、泼尼松、可待因糖浆等。用药 4 天药后，咳喘依然，且还有加重的趋势，不能平卧，端坐喘息。

经人介绍治于笔者处，现症：端坐喘息、不能平卧、阵发性咳嗽以致不能回答问题，少痰难出，下肢微浮肿，平素大便干，这次发病后大便已 3 天未行，舌苔黄白中心微剥，脉数。据此辨证为：外感风寒郁而化热、肠腑不通引发咳喘。治疗方案如下：

本欲施以针刺以缓解喘息，怎奈患者惧针。不得已权且施以灸法，于是取艾条一根点燃，在大椎、定喘穴施以温和灸法。约 15 分钟后患者的咳嗽、喘息大为缓解。又继续施灸约 10 分钟后，患者已能自如言谈表达病情。处方如下：

麻黄 6g、杏仁 10g、甘草 10g、生石膏 30g、大黄 6g、枳实 6g、厚朴 6g、桑白皮 15g、茯苓 15g、贝母 6g、白前 10g。3 剂，水煎 2 次分早晚温服。并嘱：艾条继续灸，每天 2 次，每次 20 分钟左右。

12 月 20 日二诊：用药后，诸症进一步减轻。刻下：喘息已基本平复，偶尔咳嗽，咳声深在，好像有痰难出的样子。大便已通，日行 2 次，小腹有些硬胀感。下肢稍显乏力感，舌苔薄白，脉沉缓。处方如下：

麻黄 6g、杏仁 10g、甘草 10g、生石膏 20g、桑白皮 10g、茯苓 10g、清半夏 10g、陈皮 10g、远志 10g、白前 15g、桔梗 10g、紫苑 15g、太子参 10g、生姜 3 片。3 剂，水煎 2 次分早晚温服。并嘱：艾条在大椎、定喘穴继续施灸，每天2次，每次约20分钟。

12月23日三诊：刻下：喘息已平复，偶尔咳嗽，咳时痰已易出，饮食二便正常，言谈自如，舌苔薄白，脉略沉。处方如下以善后：

麻黄3g、杏仁6g、甘草6g、生石膏15g、桑白皮10g、茯苓10g、清半夏10g、陈皮10g、远志6g、白前10g、桔梗6g、紫苑10g、地龙6g、白芍15g、生姜3片。5剂，水煎2次分早晚温服。灸法继续以善后，平时注意保暖防寒，饮食宜营养丰富、清淡，灸疗法可隔三差五施灸一次。

按：该患者病发于劳动受寒后，此时若用疏风散寒方药当可获愈。根据中医理论"急则治标、缓则治本"的原则，急施以灸疗法。笔者在临床中经常以大椎、定喘为主穴必要时配合曲池、列缺等穴用于呼吸道疾病的治疗或针或灸，对缓解急性状态均可取得良好疗效。该患者施治后，10余天喘息状态得到大大缓解。至此也增强了患者对中医药疗法的信心，遂据患者之临床表现，辨证为：外感风寒郁而化热、肠腑不通引发咳喘。处方以麻杏石甘汤加桑白皮、茯苓利水化痰，加白前、贝母化痰宣肺，再合小剂量小承气汤以通腑。艾条温和灸大椎、定喘穴继续如前施治。

二诊时诸症大减。综效不更方的原则据症去减小承气汤，加二陈汤以化痰，并加宣肃肺气之药如：桔梗、白前等，灸疗法如前继续，经治疗后诸症继续好转。三诊时已基本无大碍，患者及家属要求巩固疗效，故在二诊处方基础上小剂量为其疏方5剂以善后。另外，并嘱灸疗法可隔三岔五施灸一次及生活饮食宜忌以防复发。

3. 反复感冒（外感）

（1）张某，女，47岁，河北省宁晋县城关镇人，2012年

8月26日初诊。

诉：反复感冒。现：乏力，懒动，外感不愈，颈项部不适，手臂无力，舌淡红苔薄，脉浮弦。

处方：柴胡三仁舌草汤加味。

柴胡10g、黄芩10g、半夏6g、党参10g、炙甘草5g、杏仁10g、白豆蔻10g、薏米20g、白花蛇舌草30g、葛根20g、佛手10g。5剂，水煎服，日1剂。

（2）提某，女，24岁，2012年7月8日初诊。

反复外感，近1周外感未愈，服西药治疗效不佳。现：左耳闷，鼻塞声重，咽干，咳嗽，舌红苔薄腻，脉沉濡。

处方：柴胡三仁舌草汤合苍耳子散加减。

柴胡10g、半夏6g、黄芩10g、党参6g、甘草6g、杏仁6g、白豆蔻6g、薏米30g、白花蛇舌草30g、苍耳子6g、辛夷6g、薄荷10g、射干10g、前胡10g。7剂，水煎服，日1剂。

（3）王某，男，42岁，河北省宁晋县城人，2012年3月21日初诊。

感冒经治愈后遗留口黏、乏力、无食欲，咳嗽，舌淡红苔薄，脉濡。

处方：柴胡三仁舌草汤加减。

柴胡10g、黄芩6g、半夏6g、党参10g、甘草10g、杏仁6g、白豆蔻10g、薏米30g、白花蛇舌草15g、焦三仙各10g、藿香6g、大青叶15g、百部10g、紫苑10g、前胡10g。5剂，水煎服，日1剂。

按：柴胡三仁舌草汤为赵振兴老中医临床创立，用于外感后阴阳失调综合征，临床表现为重叠感冒，头晕、头重不清、乏力、低热咳嗽、舌苔白腻、颈项部拘急疼痛等症。方中三仁可调达气机、宣化湿邪；白花蛇舌草可清热解毒、增强机体免疫力。病例2合并苍耳子散主要是解除鼻塞声重。病例3加百部、紫苑、藿香、前胡等是加强化湿、止咳之力。

4. 感冒后继发打鼾

王某，女，35岁，河北省宁晋县人，2012年2月26日初诊。

诉：近2周来严重打鼾，声震全屋，以致家人无法正常休息，甚是苦恼。起因为2周前外感，鼻塞、咽痛、头蒙，经治疗外感愈。遗留咽部不适，打鼾。多处求治效果不佳，前来就诊。现：除打鼾外，咽部不适，口干，手指关节处皲裂，平素白带多，外阴刺痒，舌苔花剥，脉细。查见：扁桃体和悬雍垂肿大（但不甚红肿）。据症辨为：阴虚火旺，余毒不解，攻窜咽喉，以致气道不利，肌肤失养，妇科受累。治宜：滋阴降火，解毒散结。处方：引火汤加味。

熟地30g、巴戟天10g、五味子5g、茯苓6g、麦冬10g、夏枯草15g、连翘10g、大青叶10g、蚤休15g、元参15g、浙贝母10g、桔梗6g。5剂，水煎服，日1剂。

3月3日二诊：服药5剂，打鼾略减轻，手指关节皲裂明显减轻。查见：扁桃体下端及悬雍垂肿大略减轻。舌苔花剥处微长薄白苔，脉细。

处方：熟地30g、巴戟天10g、五味子5g、茯苓10g、麦冬10g、夏枯草15g、连翘15g、蚤休15g、元参15g、浙贝母10g、桔梗6g、车前子10g、竹茹10g。5剂，水煎服，日1剂。

3月9日三诊：药后效佳。现：打鼾大为减轻，妇科白带、刺痒亦大为好转，手指关节皲裂痊愈。咽喉似有黏痰不适感，舌苔微白腻，脉细濡。

处方：熟地30g、巴戟天10g、五味子5g、茯苓10g、麦冬10g、夏枯草15g、连翘15g、蚤休10g、元参15g、浙贝母10g、桔梗6g、炒牛蒡子10g、藿香6g、佩兰6g。5剂，水煎服，日1剂。服完后诸症均消失，愈。

按：感冒后继发如此严重的打鼾，阅历所及，实属罕见，笔者临床多年，仅遇此例。从其症状表现来看，该患者平素应该就是阴虚火旺之体，感冒后余毒未清，虚火、余毒合邪，以致咽喉、气道不利而鼾声雷鸣。方用引火汤滋阴清热，引火归元。连翘、蚤休、元参、夏枯草、大青叶解毒散结；浙贝母、桔梗，利咽化痰、畅通气道，又可引药入肺经。二诊、三诊随症加减之药，其中，车前子配竹茹可利水消痰，减轻咽、喉、气道之水肿状态；炒牛蒡子利咽消痰；藿香、佩兰芳香化湿浊。诸药相配滋阴清热、解毒散结、通利气道、滋养肌肤，一方而使诸疾均消，愈如此顽且复杂之证，亦是行医过程中一件兴事。

5. 祛风解表止头痛

某医之子，8 岁，2010 年 11 月 19 日初诊。

诉：11 月 17 日早晨头痛，家人未在意。至上午 10 时许学校联系家长说：孩子头痛剧烈。接回家中其父亲为孩子诊查、处方用药（不详）治疗，未效。吃晚饭时伴呕吐，继续用药治疗，第 2 天头痛依旧，且饮水、吃饭则呕吐，不饮、不食则不呕吐，遂赴县医院诊查，做脑 CT、脑电图、血液分析等检查皆无明显异常。拟诊为"病毒性脑炎早期"，用穿琥宁、甘露醇等输液，效仍不显著。

11 月 19 日下午 1 点左右，家长邀笔者诊治，至其家见患儿正在输液，且啼哭不止。询之得知，孩子前额及两侧太阳穴部位疼痛剧烈难忍已 2 日多，几无缓解。查其舌淡白，脉浮略紧，四肢冰冷，初步诊断为太阳、阳明受寒。嘱立即停止输液，针刺印堂、足窍阴穴，点刺放血，随即痛止，不再哭泣。让患儿移至床上，盖被放置暖水袋取暖，并测体温正常。

处方：荆芥穗 5g、防风 3g、川芎 5g、细辛 1g、白芷 5g、薄荷 5g、佛手 5g、甘草 6g。加水急煎服，痛止则停服，不止再服二煎。约 20 分钟后疼痛又有所复发，再针双侧太阳穴、印堂穴，浅刺，留针约 10 分钟，痛稍止。

大约下午 6 点，患儿头痛已好大半，目前只是感觉前额头内发空，有跳动的感觉。嘱予易消化食物，如其有欲呕吐的感觉可以先口含一片生姜。大约到晚上 9 点半，头痛已完全康复。

按：该患者虽发病原因不详，但据其病情，为感受风寒所致。开始病邪轻浅，未引起注意。古有明训：小儿得病传变迅速，随即传至阳明，阳明受寒故前额痛为重，阳明被寒邪侵袭故饮、食则邪拒，从而引发呕吐。此时本当祛风散寒可愈，但因输液又使内寒加重，故而四肢冰凉，病苦不解。

荆芥穗的作用与荆芥相同，均可用治风寒、风热之头痛、咽痛，但荆芥穗更善于上行头部，现代名医焦树德在其《用药心得十讲》中说："生芥穗适用于散头部之风邪，有引药入脑的作用。"防风祛风解表止痛效果比荆芥好，临床常荆、防相配。细辛气味辛温，有发散风寒的作用，且具升浮之性，故可用于头面部诸风之疾。白芷入阳明经，善治各种头痛，尤其对前额痛效果显著。川芎味辛性温，走而不守，上行头目，下行血海，为血中之气药，对太阳穴、头两侧部位其疼痛作用更明显。薄荷味辛性凉，清肝明目，偏入气分，亦具有升浮之性，并可佐制细辛等药的温热之性，不使太过燥烈。佛手乃引经之药也。甘草调和诸药，兼以矫味。诸药相合，增强了祛风止痛之功，疗效显著。

6. 夜间高热（血分亏虚，热邪内扰）

曹某，男，41 岁，河北省宁晋县某村人，2012 年 8 月 31 日初诊。

诉：头蒙、气短、胸闷、心悸七八年，平素上夜班较多、熬夜多（暗耗津血），近半月发热夜间较重可达 39℃，白天好转 37.1～37.5℃，多方诊治，服药、输液等效果不佳，经人介绍来此就诊。现：刚停输液 3 天，发热依旧昼轻夜重，神疲少寐，心烦，口干渴不欲饮，食欲不佳，舌红少津，苔薄、舌有裂纹，脉细，两寸沉细弱。

处方：清营汤加味。

生地 30g、元参 20g、麦冬 10g、水牛角 15g、竹叶 10g、丹参 20g、银花 10g、连翘 10g、沙参 30g、石楠藤 20g、大黄 6g、当归 30g、赤芍 15g、桑叶 15g、栀子 10g。5 剂，水煎服，日 1 剂。

9 月 5 日二诊：药后效佳，服药 3 剂时，体温就已恢复正常，头痛、气短、心悸、胸闷等均减轻。现：乏力、口黏，头蒙、昏，舌红苔薄腻，裂纹减轻，左寸脉沉弱。

处方：清营汤合头痛药组加减。

土茯苓 30g、蔓荆子 10g、石楠藤 15g、羌活 10g、水牛角 15g、生地 30g、元参 30g、巴戟天 10g、麦冬 10g、丹参 20g、连翘 10g、佩兰 10g、砂仁 5g、当归 20g、竹叶 10g。5 剂，水煎服，日 1 剂。

9 月 10 日三诊：药后效可。现：善太息，胸闷，心悸，醒后不易入睡，神疲，头蒙，舌红苔薄，脉沉。

处方：益气升陷汤合头痛药组加减。

黄芪 30g、党参 10g、桔梗 6g、枳壳 6g、麦冬 10g、五味子 3g、甘草 5g、土茯苓 30g、蔓荆子 10g、石楠藤 15g、丹参 20g、瓜蒌 15g、川芎 5g、红花 3g、仙鹤草 30g。5 剂，水煎服，日 1 剂。

9 月 15 日四诊：药后效佳，自觉精神好、如常人，欲在服药巩固。

处方：益气升陷汤合头痛药组加减。

黄芪 30g、党参 10g、桔梗 6g、枳壳 6g、麦冬 10g、五味子 3g、甘草 5g、土茯苓 30g、蔓荆子 10g、石楠藤 15g、丹参 20g、瓜蒌 15g、川芎 5g、红花 3g、仙鹤草 30g。5 剂，水煎服，日 1 剂。愈。

按：清营汤为吴鞠通《温病条辨》治疗热邪内传营阴之证。临床见症为身热夜甚、神烦少寐、口干渴等症。该患者平素熬夜多，暗耗气津，感邪后邪热侵袭营分，营阴进一步受损，故出现夜间高热等症，方选清营汤养阴活血、清营透热，加大剂量当归可治诸病夜间加重者；加石楠藤除头蒙；沙参、栀子、大黄、桑叶可清肺生津、通腑泄热，服药 3 剂即热退，说明方证对应。复诊主要针对其熬夜耗伤之体质，方选石家庄市中医院邢月朋老中医所拟益气、生津之益气升降汤合头痛药组，加瓜蒌、川芎、红花解除胸闷；加大剂量仙鹤草可增气力、除神疲。诸药合用，其病很快解除。

7. 小儿高烧不退

黎某，男，3 岁，2011 年 8 月 23 日晚上初诊。

家长诉：孩子发烧 40℃左右已 3 天，3 天前晚上孩子出现低烧，当时没在意。至夜 12 点左右高烧 39.5℃，即用热水擦身，冷毛巾敷等，无效。且孩子哭闹、不睡，时而胡言乱语，遂去医院诊治。医院给予药水滴鼻、兰芩口服液等药，体温稍降至 38.9℃。22 日早上，数次测体温仍在 39℃以上。又用热毛巾擦身，服用兰芩口服液，体温不降。期间孩子数次欲大便，但抱起后只是小便，大便不下。至中午再去医院诊治，药用头孢静滴、给安乃近、小儿清热宁口服液等，体温略有下降，但效果不佳。23 日，继续用上药，仍效果欠佳，乃询诊于笔者。刻诊：体温 40℃，孩子双目朦胧，神志不清，略烦躁。经进一步询问得知，孩子前几天曾连续几顿饮食肥腻，因天热又吹电扇空调，从而出现了上述病状。

据中医理论诊断为：内有郁热，外感风邪。处方：银花 10g、青蒿 15g、连翘 10g、银柴胡 6g、桔梗 3g、黄芩 6g、生石膏 12g、甘草 3g、大米一撮、焦三仙各 5g。取药 2 剂，水煎 2 次温服。

服药后孩子入睡 2 个多小时，体温无明显变化。再服药 1 次，之后慢慢开始出汗，体温开始下降。第 2 天早上体温降至 37℃。继续服用第 2 剂药，中午孩子排解大便，开始硬，后呈泡沫和水样。晚上又大便 1 次，呈泡沫水样。体温正常，孩子吵着饿要饭吃，愈。

按：至此一个发高烧 40℃ 数天，服用多种药物及静脉点滴效果仍然不佳的患者，经服用中药 1 剂烧退，2 剂痊愈。

从中医理论来看，该患者当前就是一个饮食肥腻后，郁而化热，吹空调电扇又受风邪，以郁热内阻为主这么一个病机状态。此时要解决的问题就是如何让内郁之热外透。方选抗流感六药合白虎汤化裁（银花、青蒿、连翘、银柴胡、桔梗、黄芩），此方中银花、连翘、黄芩清热解毒宣透。桔梗宣肺利气化痰。青蒿可发散风邪、退热凉血。银柴胡清热发汗，二药合用发汗退热力佳。该方配伍巧妙，是一首治疗内有郁热的各种感冒发烧的效方，临床证实确具有透郁热、降体温的独特疗效（一般一剂即可退烧）。由于该患儿体温过高，合白虎以加强清透内热之力，加焦三仙以消食开胃。这样方药紧扣病机，服药 1 剂即烧退病安，2 剂痊愈也就不难理解了。

8. 眩晕

（1）温某，女，36 岁，石家庄市公交公司司机，2012 年 10 月 31 日初诊。

诉：头晕目眩反复发作数年，20 天前加重持续发作，以致不能工作。在石家庄市第一医院住院治疗 2 周，效果欠佳，诊断为内耳性眩晕。现：头蒙不清、昏昏沉沉，走路不稳、头重脚轻，左半侧头痛、头沉，左眼发胀，微恶心，不欲食，面部烘热、发烫，轻微浮肿貌，舌红苔薄，脉沉弦。

处方：眩晕专方加减。

仙鹤草 40g、白术 20g、泽泻 30g、茯苓 20g、石楠藤 15g、蔓荆子 10g、山药 15g、五味子 3g、炒枣仁 10g、当归 15g、元胡 10g、红花 3g、生地 20g、大青叶 15g。7 剂，水煎服，日 1 剂。

印堂穴、双侧少商穴点刺放血。随即觉头昏减轻。

11 月 7 日二诊：药后效佳，诸症均大减，自觉已能上班开车。现：头部左半侧不适，轻微面部烘热感，耳鸣，舌淡苔薄，脉沉。

处方：眩晕专方加减。

仙鹤草 40g、白术 20g、泽泻 20g、石楠藤 15g、蔓荆子 10g、山药 30g、五味子 5g、当归 15g、元胡 10g、红花 5g、生地 20g、大青叶 15g、石菖蒲 6g、射干 6g、前胡 6g。7 剂，水煎服，日 1 剂。

11 月 14 日三诊：药后效佳，自觉无不适。现：耳鸣仍有一些，欲再服药巩固。

处方：眩晕专方加减。

仙鹤草 40g、白术 20g、泽泻 20g、石楠藤 15g、蔓荆子 10g、山药 30g、五味子 5g、当归 15g、红花 5g、生地 20g、大青叶 15g、石菖蒲 6g、射干 6g、前胡 6g。7 剂，水煎服，日 1 剂。服后遂愈。

按：泽泻汤方出《金匮要略·痰饮咳嗽病》篇，其曰：心下有支饮，其人苦冒眩，泽泻汤主之。现代临床常用于内耳性眩晕症的治疗。大剂量仙鹤草、茯苓可治疗内耳性眩晕。当代名医干祖望教授治疗眩晕有一验方：山药、五味子、炒枣仁、元肉、当归组成，笔者验之临床效佳。生地配大青叶可引血下行可解除面部烘热感；石楠藤、蔓荆子可治疗头晕痛；石菖蒲、前胡、射干用于治疗耳鸣效佳。据病症，诸方药化裁而用取效颇捷。

（2）陈某，女，48岁，河北省宁晋县某村人，2012年10月26日初诊。

诉：头眩晕1天，小便频数，双下肢乏力，舌淡苔薄，脉沉濡。

处方：眩晕专方加减。

仙鹤草40g、泽泻30g、白术30g、当归10g、山药15g、五味子5g、芡实15g、覆盆子15g、金樱子10g、仙灵脾15g、白芍15g、桑叶15g。5剂，水煎服，日1剂。

10月31日二诊：药后效佳，头晕消。现：小便频减轻，下肢无力，舌淡苔薄，脉沉。

处方：仙鹤草40g、泽泻30g、白术30g、当归10g、山药15g、五味子5g、芡实15g、覆盆子15g、金樱子10g、仙灵脾15g、白芍15g、怀牛膝20g、骨碎补15g、丹参15g。5剂，水煎服，日1剂。愈。

按：此患者除眩晕外伴随小便频数、下肢乏力，此肾气亏虚、固涩失职引起，故眩晕专方加芡实、覆盆子、金樱子、仙灵脾补肾气、固涩。

9. 鼻出血

某孩，男，11岁，2005年9月13日下午2:30左右来诊。

诉：患者4天前黎明时分忽然左侧鼻腔出血不止，急往学校医务室，校医给予冷水冲洗，口服维生素K、安络血等药不效，被家长接回后又在某儿科医生处肌注止血药（具体药物不详）仍不效，至第2天又请某中医处方白茅根30g，煎服，仍不效。又往县医院耳鼻喉科处理，至今日出血依然不止。于下午2:30左右诊于笔者处。刻诊：左侧鼻腔用物堵塞，若放开则血流不止，问诊得知该患儿平素喜食肉类、辛辣，口不干渴。舌苔薄微黄，脉微数。据上辨证为：肺胃经蕴热，迫血妄行。治宜：清肺胃经郁热，稍佐止血。处方如下：

三七粉 1g、白茅根 100g（洗净备用）、生石膏 50g、太子参 15g。

煎服法：后二味药加水（稍多些）急火煎 30 分钟后，趁沸腾即倒入备用之白茅根中，放凉（约 30 分钟）再上火煎热（注：不可使沸腾），去渣，放凉汤即成。用此放凉之药液约 1/2 冲服三七粉 1g。

患儿如法，约于 4:00 左右服药，至晚上 7:00 左右来复诊，血已止。嘱将余药于明天早上依法服之即可上学。约 1 周后，路遇患儿之母询之，曰：孩子在学校一切正常。

按：夫见血止血乃血证之大忌，亦是医者易犯之通病，治血如治水，一味堵塞，必致冲决堤坝，治而不效。该患儿平素喜食肉类、辛辣，肺胃有蕴热可知，虽口不干渴，但舌苔已呈微黄，脉有数意，亦为体内有热之象。9 月份天在季秋，阳明燥金主气，天将黎明发病，乃机体阳气渐旺之时，血得热则行，诸热迫血妄行，以致鼻腔出血。

此时本该清肺胃之热以止血，连延数医但用西药止血而不效，虽延一医使用了白茅根，但煎服方法欠妥，血仍不止。考，白茅根，凉血止血、清热利尿。此外，本品味甘性寒，能清肺胃之蕴热，近贤张锡纯氏谓："最善透发脏腑郁热。"煎法用法论之亦详，可参看《医学衷中参西录》"白茅根解"篇。

及至笔者处诊治，仍用白茅根合辛、甘、寒清热泻火之生石膏，以清肺胃之蕴热。出血已数日不止，恐其气虚也。太子参味甘、微苦、药性平和、补气而不燥热，用于本证补气以摄血。在煎药方法上是仿近贤张锡纯氏"作茅根汤法"吾不敢掠美。药汤做成后，嘱放凉服，是《内经》"热者寒之"之意也。送服三七粉 1g 者，意在加强止血之力也，终于在服药后 3 小时内使患儿血止体安。笔者用以上方药、煎服法曾治疗鼻出血、牙龈出血等辨证为肺胃蕴热患者数十例且屡用屡验。

10. 唾液多

陈某，女，23岁，河北省宁晋县某中学教师，2003年9月25日初诊。

患者诉：晨醒后口中含一大口淡黄色口水（唾液），稍有异味7年，近日来有加重趋势。7年前不明原因出现唾液分泌增多，始未予在意，后诸症加重，每隔一会就吐一大口，曾服西药（具体药物不详）治疗后稍减轻。唯遗留上症至今，多方调治不效，甚是苦恼。刻下：诊脉右寸浮数，余脉沉濡，舌红苔薄白微腻，面部多粉刺，口水多如上述。近日来午睡后亦有增多之势，据上症辨为：热邪阻肺、湿浊困脾。治宜：清肺热、化湿浊、醒脾摄唾。处方如下：

黄芩10g、栀子5g、藿香10g、佩兰6g、太子参15g、薄荷3g、茯苓10g、乌药10g、益智仁10g、山药20g。5剂，水煎服，1日2次。

二诊：服上方后，自觉口水多、异味稍减，面部粉刺明显减少，舌淡苔仍薄白微腻，脉沉濡。如前方去薄荷加苍术10g，5剂，水煎服。服二诊药后除面部粉刺略增外，余证基本消失，舌淡苔薄白，脉细，口干。证属：肺胃湿热未尽，阴津已伤。治宜：健脾摄唾，滋阴化浊以善后。处方：黄芩10g、栀子6g、藿香6g、太子参20g、茯苓10g、山药30g、元参20g、麦冬10g、佩兰6g、益智仁5g、乌药5g。5剂，水煎服，1日2次。服后遂愈，2年来多次随访未见复发。

按：以口水（唾液）多为主构成病症者，阅历所极，尚不多见，乍遇之，颇费踌躇。考唾（口水）为脾所主。是故，唾（口水）之异，当责之于脾。然本例患者，右寸脉浮数，面部多粉刺，肺有郁热可知。余脉沉濡，脾虚为湿浊所困之象也。

缩泉丸见于《妇人良方》：治下元虚冷，小便频数等症。

《医学启源》则谓其能"治人多唾",用本证口水多正合病机，另加黄芩、栀子、薄荷清肺中郁热；藿香、佩兰、茯苓、太子参健脾醒脾、化湿，然服用后，肺热得清，粉刺渐少，但脾仍被湿浊所困。二诊去薄荷，加苍术 10g 以加强化湿之力，用药后，湿邪得化，诸症得除。但亦现伤阴之象，故三诊时去苍术，加元参、麦冬，并减少益智仁、乌药之用量以善后，并巩固疗效。终于使患者在三诊后期疾得除。

11. 除湿敛疮法治愈复发性口腔溃疡

口腔溃疡一证，虽属小恙。一旦罹患，反复发作，缠绵难愈，痛苦不堪，无论中西医皆视为难治。笔者临证深研此病的辨治亦有 10 多年之久，曾治疗过一例反复发作达 40 年之久者，求治时口腔内溃疡点竟达 20 余处，其痛苦难以名状，经前后加减用药达 4 个月之久才告痊愈。从中医药理论来看，本病的病因、病机甚是复杂。阅历所及，临证所见还是以"湿"为主导，论治则以"健脾除湿"合外科疮证之"敛疮生肌，化瘀止痛"大法，取效甚捷，且对控制复发亦大有帮助。

（1）某女，59 岁，2009 年 4 月 21 日初诊。

诉：反复发作口腔溃疡 20 余年，腰及下肢酸软疼痛 5 年余（曾诊为腰椎间盘脱出）。20 余年来口腔溃疡反复发作，几无宁日，痛苦不堪，虽多方求治，效果欠佳。最近又由于照看外孙女及一些家务事导致心情郁闷，病情加重。刻下症见：舌边、舌下、唇内侧、两腮内侧等处有溃疡点七八个，溃疡周围红肿，基底灰白。心情烦躁，太息，晨起口微苦，大便微干结，小便可，食眠可，腰酸、膝软，下肢无力，舌淡红，苔薄微黄，舌缨线明显，脉左关弦紧，右关略濡，尺部沉弱。证属肝郁化热，脾肾亏虚。治宜清热，疏肝解郁，健脾补肾。方用丹栀逍遥散加减，处方：丹皮 10g、山栀子 10g、柴胡 10g、青皮 10g、枳壳 10g、茯苓 10g、白芍 30g、甘草 5g、白术 15g、菟丝子10g、川断10g、牛膝10g、生三仙各10g。5剂,水煎分早晚温服。自制口疡灵胶囊(珍珠粉、血竭、白及等),每次服2粒,每日服3次。

4月26日二诊:服完5剂药,溃疡已大部分愈合。刻下症见:舌下还有一小块已不甚痛,腰膝下肢酸痛无力也大为好转。舌淡红,苔薄白,脉左关缓和,尺部仍沉弱。原方加预知子10g,继服5剂。

5月1日三诊:溃疡已全部愈合,近来心情也很好,全身感觉很轻松,下肢走路亦觉有力,腰部还有些酸痛,脉尺部不足之象仍有。一诊处方加仙灵脾15g、杜仲15g、菟丝子、川断、牛膝加量至15g,10剂。服完汤剂后继服金匮肾气丸、口疡灵胶囊1个月以巩固疗效,随访至今溃疡没有再反复,腰及下肢酸痛亦根除。

(2)刘某,女,48岁,2010年2月26日初诊。

诉:患口腔溃疡10年余,反复发作。曾经中西药多方治疗,效果甚微。刻下症见:唇内、颊部、舌上有溃疡数个,其基底黄白,周围红肿,疼痛异常,伴腹胀,乏力,大便黏滞,舌苔右半侧厚腻,口黏,脉濡数,左关甚。证属湿浊内阻,化热熏蒸。治宜清化湿浊,收敛生肌。方用龙胆泻肝汤加减合口疡灵胶囊,处方:龙胆草6g、黄芩10g、生石膏25g、石菖蒲6g、车前子10g、栀子10g、茯苓10g、藿香10g、木通6g、焦三仙各10g。10剂,水煎2次,分早晚温服。口疡灵胶囊,每次服3粒,每日服3次。嘱忌食油腻、辛辣。

3月7日二诊:服药10天,溃疡已全部愈合,患者自诉这是10多年来口腔感觉最舒服的时候,舌苔已净,口亦不再黏腻,大便通畅,原方药再服1周以巩固疗效。

3月20日三诊:由于自觉溃疡已愈合,不注意饮食,致使溃疡又有复发之势。刻下症见:口腔内有两处似溃疡发作前的红点,作痛。舌苔左半侧明显厚腻,脉略数。原汤剂方再服

10剂，口疮灵胶囊加量，每次服4粒，每日3次。10天后再单独服用口疮灵胶囊，每次2粒，每日3次，以巩固疗效，并嘱注意饮食，遂愈。

按：病例1患者反复发作口腔溃疡20多年，这20多年来曾多方求治中西医，遍用市售此类中西药物，效果甚微，迁延至今不愈。从患者当前症状表现来看为肝郁化火。另外，患者患病日久，又即将步入老年，肾气必然受损，从其腰酸膝软，下肢无力，脉尺部沉弱来看，亦具备肾气匮乏之脉证。用丹栀逍遥散清热，疏肝健脾，再合菟丝子、川断、牛膝等药补肾益精。药证相合，故服药后效果明显，服药半月溃疡即全部愈合。中医有"实证易祛，虚证难疗"之说，故溃疡愈合后又服用金匮肾气丸、口疮灵胶囊以健肾补虚，增强体质，控制溃疡复发。

病例2脉证为明显的湿热为患，且据当前症状看以湿热在肝经为主，故方选龙胆泻肝汤加减，合用口疮灵胶囊是因为在多年治疗口腔溃疡的过程中，发现本病亦可以运用中医外科疡证理论辨治，经过多年的临床摸索、验证，用珍珠粉、血竭、白及等配制了口疮灵胶囊，对于各种病机引起的口腔溃疡的治疗，可明显提高疗效，缩短愈合日期，控制复发。

（3）郭某，女，56岁，河北省宁晋县某村人，2012年10月14日初诊。

诉：平素复发性口腔溃疡反复发作，近半年来有所减轻。**现**：舌右侧有花生大小溃疡一个，疼痛难忍，影响进食、说话，肉**瞤**，舌淡苔微腻舌边齿痕，脉沉濡。

处方：黄精10g、佩兰10g、藿香10g、党参10g、茯苓15g、白术15g、甘草3g、薏米20g、杏仁6g、白豆蔻10g、蛇莓草30g、连翘15g、银花藤15g、地丁10g、紫参10g。5剂，水煎服，日1剂。

10月19日二诊：药后效可，诸症均减。现：溃疡面趋于愈合，疼痛大减，进食、讲话已不受影响，口干、咽痛。舌淡苔微腻边齿痕，脉沉濡。

处方：黄精 10g、佩兰 10g、藿香 10g、党参 10g、茯苓 15g、白术 10g、甘草 5g、蛇莓草 30g、薏米 15g、杏仁 6g、白豆蔻 10g、连翘 10g、银花藤 15g、桔梗 10g、元参 10g、生地 20g。5 剂，水煎服，日 1 剂。

数月后因它病前来就诊，询之，口腔溃疡没再复发，愈。

按： 复发性口腔溃疡笔者临证深研此疾 20 余年，观察到临证以脾虚湿困、浊邪内阻为多。临床以健脾补气、除湿敛疮为大法。此患者即用四君子汤健脾补气合三仁汤化湿浊，配合黄精、藿香、佩兰三药补气阴、化湿浊、润唇；银花藤、连翘、元参、生地、蛇莓草、地丁、紫参、白蔹等可据病情随证加入，解毒敛疮、凉血清热，效佳。

12. 舌干裂

刘某，女，50 岁，河北省宁晋县某村人，2012 年 10 月 9 日初诊。

诉：口舌干 5 年余，近半年加重。5 年前不明原因出现口干舌燥，初起不太在意，后逐渐加重，曾在县医院、石家庄等多家医院就诊，效果不佳，且逐步加重，近半年来舌体干裂，口内干燥（几乎无唾液分泌），需要时时喝水润口，只能吃流食，甚是痛苦，经人介绍前来诊治。现：舌体干裂无舌苔，舌面似乎被覆一层薄薄的"膜状物"，口干黏，几乎没有唾液分泌，水瓶不离时时润口，身燥热，易出汗，腰不适，膝关节痛，脉沉细。

处方：黄精 10g、佩兰 10g、藿香 10g、生地 15g、熟地 30g、山药 15g、山黄肉 15g、泽泻 10g、丹皮 10g、茯苓 10g、石斛 10g、玉竹 10g、陈皮 6g、砂仁 6g、元参 15g。5 剂，水煎服，日 1 剂。

10月14日二诊：药后效平。现：口干黏，舌裂纹，唾液分泌少，身燥热易出汗，腰不适，脉沉弦。

处方：黄精10g、佩兰10g、藿香10g、生地30g、熟地30g、山药20g、山萸肉15g、泽泻6g、丹皮6g、茯苓6g、石斛15g、玉竹15g、桑叶40g、麻黄根10g、沙参20g、升麻6g。10剂，水煎服，日1剂。

10月26日三诊：药后效可，自21日自觉口干好转。现：舌面薄"膜状物"已消，时时喝水润口可延长时间，身燥热易汗出，舌裂纹，脉沉弦。

处方：黄精10g、佩兰10g、藿香10g、生地30g、熟地30g、山药20g、山萸肉15g、泽泻6g、丹皮6g、茯苓6g、石斛15g、桑叶40g、麻黄根10g、沙参30g、升麻6g、葛根30g。10剂，水煎服，日1剂。

11月2日四诊：药后效佳。现：汗出减少，口干大减（不再时时用水润口），舌苔渐生。燥热，腹胀，头晕不清，呵欠频作。脉沉。

处方：黄精15g、佩兰6g、藿香6g、生地30g、熟地30g、山药20g、山萸肉15g、泽泻6g、丹皮20g、茯苓6g、石斛15g、桑叶40g、升麻5g、葛根30g、沙参30g、陈皮6g。10剂，水煎服，日1剂。

11月25日五诊：药后效可，腹胀减，口干已基本消。现：舌裂纹逐渐愈合，汗出，轻微腹胀，大便干，脉沉。

处方：黄精15g、藿香10g、生地30g、熟地30g、山药20g、山萸肉15g、泽泻6g、丹皮20g、茯苓6g、石斛15g、桑叶40g、升麻5g、葛根30g、沙参30g、陈皮10g、枳实10g。10剂，水煎服，日1剂。

12月15日六诊：药后效可，口干消失，自觉口腔已无不适。现：舌裂纹仍有，仍易汗出，身微燥热，舌苔薄白，脉沉。

处方：黄精 10g、藿香 10g、生地 30g、熟地 30g、山药 20g、山萸肉 15g、泽泻 6g、丹皮 20g、茯苓 6g、桑叶 40g、升麻 5g、葛根 30g、陈皮 10g、沙参 30g、白术 15g、党参 10g。10 剂，水煎服，日 1 剂。

12 月 26 日七诊：仍易汗出，余可。

处方：黄精 10g、藿香 10g、生地 30g、熟地 30g、山药 20g、山萸肉 15g、泽泻 6g、丹皮 20g、茯苓 6g、桑叶 40g、白扁豆 20g、陈皮 10g、沙参 30g、女贞子 15g、枸杞 15g、麻黄根 10g。20 剂，水煎服，日 1 剂。愈。

按：六味地黄汤滋补肝肾之阴，使阴液生化有源。黄精、藿香合用补气阴、化湿浊、润唇可引药至口腔黏膜；桑叶、麻黄根、元参、沙参解毒生津、敛汗止汗；升麻、葛根、白术、党参、陈皮等可健脾益气、生津，诸药相配合生津敛汗解毒，使津气上潮而使口腔黏膜滋润，病症解除。

13. 胃脘部病症

（1）胃不适、四肢冷

张某，女，29 岁，邢台市某小区物业公司员工，2013 年 1 月 2 日初诊。

诉：四肢逆冷，胃脘不适数年，冬季加重。常感四肢冷、凉，夏季亦无温时，胃脘部不舒受冷后加重，饮食冷凉加重，舌淡，苔白微腻，边齿痕，脉细缓。

处方：当归四逆汤合半夏泻心汤、异功散化裁。

当归 20g、桂枝 10g、白芍 10g、干姜 10g、细辛 3g、茯苓 15g、甘草 5g、党参 15g、陈皮 10g、佛手 10g、元胡 10g、半夏 10g、黄芩 2g、黄连 2g。5 剂，水煎服，日 1 剂。

1 月 7 日二诊：药后效佳，四肢已温、胃脘不适略减轻，食欲增。现：下腹部略胀，余可。

处方：当归 20g、桂枝 10g、白芍 10g、干姜 6g、细辛 3g、茯苓 15g、甘草 5g、党参 15g、陈皮 10g、厚朴 6g、焦三仙各 10g、半夏 10g、黄芩 2g、黄连 2g。15 剂，水煎服，日 1 剂。

药后电话告知，诸症消失，饮食正常，自觉困扰数年顽疾彻底消除，心情也舒畅了。

按：四肢逆冷，临床女性多见，当归四逆汤可解除之。该患者伴随胃脘不适、饮冷加重，方选半夏泻心汤、异功散化裁，和胃健脾，药后效佳，症除，愈。

（2）胃脘不适不能进食（胆胃不和）

张某，女，42 岁，河北省宁晋县某村人，2012 年 9 月 3 日初诊。

诉：胃脘不适，不能（不欲）饮食数月，曾多处诊治效果不佳，县医院多次 B 超、X 线造影等无明显异常。现：仍不能食，右侧胸憋胀，口干，声嘶，月经不调，咽部觉有气上顶、堵，胸骨后灼热，舌苔剥，有裂纹，边苔黄，右脉细，左尺沉弱。

处方：健肝汤合胃动力药组加减。

陈皮 10g、砂仁 10g、佛手 10g、香橼 10g、玉竹 12g、石斛 15g、木蝴蝶 10g、枸杞 10g、麦冬 10g、柴胡 6g、白芍 10g、瓜蒌 6g、红花 3g、栀子 3g、焦山楂 15g。5 剂，水煎服，日 1 剂。

9 月 9 日二诊：药后诸症减轻。现：咽部发堵，胸骨后烧灼感，肠鸣、矢气明显增多，胃脘部不适大减，进食不再那么难受，舌红苔薄，有裂纹，脉沉细。

处方：健肝汤合胃动力药组加减。

陈皮 6g、砂仁 6g、佛手 10g、香橼 10g、玉竹 15g、石斛 15g、沙参 30g、木蝴蝶 10g、麦冬 10g、柴胡 6g、白芍 10g、瓜蒌 6g、红花 3g、栀子 3g、焦山楂 15g。5 剂，水煎服，日 1 剂。

9 月 14 日三诊：药后效可。现：进食不再难受，自觉乏力，胃脘部微胀满，剑突下不适、压痛感，口干，舌红苔薄，有裂纹，脉沉细。

处方：柴胡 10g、沙参 30g、半夏 10g、党参 10g、甘草 6g、桔梗 6g、虎杖 15g、牛蒡子 10g、木蝴蝶 10g、陈皮 5g、香橼 10g、佛手 10g、瓜蒌 10g、红花 6g、元胡 10g。5 剂，水煎服。日 1 剂。

9 月 19 日四诊：服药 3 剂时晨起后剑突下、胃脘部疼、胀满不适、微恶心，不能进食，至中午时不缓解，且疼痛难忍，下午 1:30 分赶到门诊时，痛苦表情，面色青黄，手扶胃脘部，弯腰诉说疼痛难忍，午饭亦未吃。笔者急取针灸针，在其双侧阳陵泉、胆囊穴针刺提插做手法约 5 分钟后疼痛缓解。休息大约 30 分钟已基本恢复正常，回家继续服药。诉说：那天回家后即觉腹中饥饿，能吃饭。现：自觉咽部发堵，胸骨后堵、上顶感、烧灼感，剑突下不适，纳寐可，二便调，舌红苔薄，有裂纹，脉沉细。

处方：半夏泻心汤加减。

黄芩 6g、黄连 6g、半夏 6g、党参 10g、干姜 2g、炙甘草 3g、柴胡 6g、香橼 6g、佛手 6g、公英 15g、白蒺藜 15g、路路通 6g。5 剂，水煎服，日 1 剂。

9 月 24 日五诊：药后效佳，自觉基本恢复正常，饮食如常。现：胸骨后微有烧灼感、上顶感，口微干，舌红苔薄，脉沉细。

处方：半夏泻心汤加减。

黄芩 6g、黄连 6g、半夏 3g、党参 10g、干姜 2g、炙甘草 3g、苏梗 10g、木蝴蝶 10g、陈皮 6g、香橼 6g、佛手 6g、玉竹 10g、石斛 10g、沙参 15g、路路通 15g。5 剂，水煎服，日 1 剂。

9 月 29 日六诊：药后效佳，自觉可，精神好，饮食正常，麻可，二便调，舌红苔薄，有裂纹，脉沉。

处方：半夏泻心汤加减。

黄芩 6g、黄连 6g、半夏 3g、党参 10g、干姜 2g、炙甘草 3g、苏梗 10g、木蝴蝶 10g、陈皮 6g、香橼 6g、佛手 6g、玉竹 15g、石斛 15g、炒谷芽 15g、路路通 15g。5 剂，水煎服，日 1 剂。

10 月 8 日七诊：药后效佳，停药 3 天自觉无不适，计划上班，欲再服几剂药巩固。

处方：半夏泻心汤加减。

黄连 6g、黄芩 6g、半夏 6g、党参 10g、干姜 5g、甘草 10g、石斛 15g、麦冬 15g、元参 15g、白芍 15g、陈皮 5g、香橼 5g、佛手 5g、砂仁 5g、玉竹 15g。5 剂，水煎服，日 1 剂。愈。

按：健肝汤由柴胡、瓜蒌、白芍、栀子、红花、焦山楂、炙甘草六味药组成，此方乃古冀赵州已故名医许玉山根据傅青主的用药特点创制，用于单项转氨酶升高有奇效。后赵振兴老中医拓展其应用范围，用治多种肝病。陈皮、砂仁、佛手、香橼四药配伍可增加胃动力。本病例病情复杂，肝胆胃均有不适，先后又以小柴胡汤、半夏泻心汤等加减出入，服药 30 余剂终告痊愈。

（3）夜半胃脘疼

周某，女，28 岁，河北省宁晋县某村人，2012 年 12 月 10 日初诊。

诉：夜半胃脘疼半月余。二胎生产后 21 天。因生产后几天内和家人闹情绪，而致乳少，剑突下不适，初未在意，后逐步加重。现：夜半胃脘部疼痛剧烈，以致不能入睡，剑突下压痛，偶尔身感寒热，口微干，乳汁减少，大便干结，舌淡苔白，脉弦。证属：胆胃不和，气机郁滞。治宜：疏胆调气，止痛，通乳。

处方：柴胡 12g、半夏 10g、黄芩 10g、党参 10g、甘草 5g、郁金 15g、金钱草 30g、炒枣仁 10g、元胡 10g、漏芦 10g、路路通 15g、桔梗 6g。3 剂，水煎服，日 1 剂。

12 月 14 日二诊：药后效佳，夜半胃脘疼消失。现：晨起口干，乳汁仍少，大便已通畅，舌淡苔薄，脉微弦。

处方：柴胡 10g、黄芩 10g、半夏 3g、党参 15g、甘草 5g、郁金 15g、金钱草 15g、漏芦 10g、路路通 10g、桔梗 6g、蹄甲 15g、王不留 15g、炒枣仁 6g、元胡 6g、当归 15g。5 剂，水煎服，日 1 剂。

按：该患者缘起于生产后又着急，情致不畅，而致气机失调，胆胃不和，依据中医子午流注与脏腑配属关系分析，子时为胆经旺，胆气被郁，故子时发作。处方用小柴胡疏调肝胆气机，炒枣仁配甘草用于夜半子时所发疾病的调治有良效；郁金、金钱草可清利胆腑，消除胆腑郁热；元胡活血止痛；漏芦、路路通、桔梗，通经下乳。诸药合用可疏胆调气，止痛，下乳。服药 3 剂即取得佳效。二诊主要处方以通经下乳为主，服药 8 剂收功。可见药证相应，即可取得效佳。

（4）脘腹胀

李某，女，28 岁，河北省宁晋县某村人，2012 年 5 月 29 日来诊。

诉：近 2 个月来剑突下不适。曾在本村医生处服用西药治疗，效果不佳。现：食后脘腹胀满，饮食不下，自觉胃肠蠕动慢，矢气明显减少，大便少，偶泛酸，口咽干，近日晨起偶流鼻血，舌裂纹、苔少，脉濡缓。证属：胃肠停滞，气机不畅。治宜：疏调气机，消食运胃。

处方：陈皮 6g、砂仁 6g、佛手 6g、厚朴 6g、枳壳 6g、木香 6g、炒榔片 6g、柴胡 6g、半夏 6g、黄芩 6g、甘草 5g、焦三仙各 10g、公英 20g、海螵蛸 15g。5 剂，水煎服，日 1 剂。

6 月 6 日二诊：药后效佳，服完第 1 剂药后电话告知：腹内咕咕鸣响，矢气明显增多，大便通畅，脘腹胀满明显减轻，流鼻血加重，口咽干加重。嘱其自购栀子、桑白皮各12g，加入剩余的4剂药中。现：脘腹偶尔胀，余无不适。口咽干、流鼻血亦消。欲再服几剂巩固。

处方：陈皮6g、砂仁6g、佛手6g、厚朴6g、枳壳6g、木香6g、炒椰片6g、柴胡6g、黄芩6g、甘草5g、桑白皮10g、焦三仙各10g、公英20g、海螵蛸15g。5剂，水煎服，日1剂。

按：该患者因胃肠蠕动慢，饮食不下就诊，据症笔者用小柴胡汤疏调气机，加陈皮、砂仁、佛手为胃动力药组；厚朴、枳壳、木香、槟榔为肠动力药组，此组合可同时增加胃肠蠕动力；焦三仙消食导滞；公英、海螵蛸清热制酸效佳。诸药配合，可疏调气机，增加胃肠动力，服药1剂即效。后由于胃肠停滞而有郁火，导致口咽干、流鼻血等症。方中公英、黄芩虽清热，但力有不逮，经电话询问后，嘱再自购栀子、桑白皮加入以加强清热之力而取效。可见"有是证，用是药"确为不欺我辈经典之论。后又取药5剂方中半夏易桑白皮，以巩固疗效，愈。

14. 胃癌术后呕恶

李某，女，58岁，河北省宁晋县某村人，2012年1月26日初诊。

诉：胃癌次全切术后1年半余，一般情况可。近1个月来，出现易呕吐痰涎，早上及下午加重，吃饭时呕恶，近日咳嗽，咳嗽加重时亦引发呕吐，轻微烦躁，舌淡红苔微厚腻，左关脉弦旺。

处方：连苏饮合温胆汤化裁。

苏叶2g、黄连2g、枳实3g、神曲10g、半夏6g、茯苓6g、橘红6g、竹茹6g、甘草5g、乌梅6g、生炒麦芽各15g、生姜3

片。2 剂，水煎频服，日 1 剂。

1 月 29 日二诊：药后效佳，呕吐痰涎、呕恶、咳嗽等症基本消除。述：服完第 2 剂药后，下午 3 点左右头部出黏汗，于今日早上头部及全身又出一次黏汗（这是手术后 1 年多来第一次出汗，感觉非常舒畅）。现：仍轻微咳嗽，目胞晨起轻微浮肿感，余可，舌淡红苔薄白，脉沉。

处方：苏叶 2g、黄连 2g、枳实 3、神曲 10g、半夏 6g、茯苓 20g、橘红 6g、竹茹 6g、甘草 5g、乌梅 6g、生炒麦芽各 15g、生姜 3 片。3 剂，水煎频服，日 1 剂。

服完药后电话告知：诸症消除，饮食、二便正常，一般情况良好，嘱其注意避寒、保暖，饮食上近阶段要少食多餐，避寒凉。

按：连苏饮出自薛生白《湿热病篇》，书中只列药物，未出方名。河北名医李士懋教授命名为连苏饮，其他医家亦有称之为苏连饮者。以此方治疗湿热或胃郁热呕吐，疗效确切而迅速。温胆汤一般认为记载于《外台秘要》卷十七，其功用为理气化痰，清胆和胃。临床运用辨证要点是胆郁痰扰所致之不眠、惊悸、呕吐以及眩晕、癫痫证等。临床应用以心烦不寐，眩悸呕恶，苔白腻，脉弦滑为依据。本例患者为胃癌术后，且据证具备此二方之辨证病机要点，故以此二方合方化裁，因患者体质虚弱，故小其量，中病即止，并加健胃消食之品，服后效佳。

15. 十二指肠痉挛

某女，21 岁，石家庄某大学学生，2005 年 10 月 20 日上午 11：00 左右，母亲陪护来诊。

诉：患者剑突下，脐上阵发性绞痛、呕吐、不欲食 1 周。该患者 1 周前不明原因出现上述症候，在石家庄市经数医按胃肠炎、胆囊炎诊治症不减，近日来诸症发作频繁。呕吐加重，饮水亦吐。且绞痛时汗出、小腹胀，于昨晚家长接回在本县医院留观诊治一夜，第2天症仍不减。遂于今天上午来诊。

刻下：患者痛苦面容、乏力、饮入即吐、脐上剑突下阵发性绞痛，痛时汗出，小腹胀。查见：触诊绞痛处有索状硬物，脉弦硬，舌正常，口微干。据上症辨为：十二指肠痉挛（呕吐、胃痛）。据中医之理法，处方如下：

白芍10g、甘草10g、半夏10g、生姜6片、枳壳15g、厚朴10g、威灵仙10g、黄连2g，1剂急剂，先服约两汤勺，待15～30分钟，呕逆稍减后将余药一次全服下并嘱下午复诊。

下午4:30左右患者来复诊曰：回家后依法煎服，服药后少顷即觉呕吐减，绞痛缓，至2:30左右，已觉饥索食，吃面条一小碗。至4:00左右自觉已如常人。复诊要求再开两剂药（煎药机封装）带药上学去。约10天后路遇其家人询之，曰：给孩子通过两次电话，在学校一切正常。

按：该患者病程1周，经数位西医诊治，均按胃炎、胆囊炎论治，在石市某医院曾静点654-2及抗菌药（不详）3天，症不减。无奈父母接回后又在本县医院留观诊治一夜，症仍不减。乃求治于此。经诊察，据脉证诊为十二指肠痉挛（呕吐、胃痛）。

笔者遂据中医之理法，参考"呕吐、胃痛"辨证处方。以芍药甘草汤合小半夏汤缓急、降逆（即解除胃肠平滑肌痉挛），配伍威灵仙除积聚并走窜疏通。枳壳、厚朴宽中行气、除胀满。少佐黄连2g，意在清热解毒、厚肠胃，以防病久（已1周）化热化毒。诸方药相伍共同起到：缓急止痛，降逆止呕，宽中行气，除胀满之功效。用于本例患者，方证对应。使患者在服药2个小时内而使病解。

16. 肠梗阻术后粘连腹痛

魏某，男，10岁，河北省宁晋县某村人，2012年3月7

日初诊。

诉：肠梗阻手术后 20 余天，阵发性腹痛，恶心、呕吐，肠鸣 5 天。遂赴原手术医院复查，诊为术后粘连。现：症如上，不欲食，肠鸣，术后大便偏干数日 1 次，舌淡苔白，脉沉。

处方：木香 6g、砂仁 5g、蝉蜕 10g、香附 6g、炒槟榔 6g、夏枯草 12g、元胡 10g、白芍 15g、甘草 10g、苏叶 2g、黄连 2g、生姜 3 片。3 剂，水煎服，日 1 剂。

3 月 10 日二诊：服药 1 剂时，腹中有绞痛感，少时即连放几个响屁，腹中松快，自觉舒畅。现：饮食、食欲正常，大便每天 1 次，余无不适。要求再服药几剂巩固疗效，原方再 3 剂以善后。

按：肠梗阻术后发生粘连临床常见，西医常规就是禁食、减压、灌肠、营养支持，严重者往往是再次手术，患者痛苦大，花费高。服用中药效果良好，该患者即是此种情况，手术后又发生粘连，且阵发性腹痛特别严重，伴呕吐，原就诊医院亦无妥善处理方案。经人介绍来此就诊，经治疗取得佳效。方中木香、砂仁、蝉蜕相配伍行气、温中、止痛，木香尤善驱胃肠滞气，缓解肠道平滑肌痉挛，临床观察此三药相伍对解除括约肌挛缩有良效。夏枯草、元胡、白芍、甘草相伍可缓急止痛，其中夏枯草清热散结，临床观察可减轻肠系膜淋巴结炎症、水肿；元胡配蝉蜕活血通络散风止痛，临床观察二药配伍可缓解毛细血管痉挛，减轻组织水肿。连、苏配生姜止呕、增食欲。槟榔配香附通腑行气。诸药组方行气通腑止痛，化瘀散结，临床体验可以起到松解组织粘连，缓解肠道痉挛而使疾病解除作用。愈后多次随访，没有再复发。

17. 胆胀

胆胀一病在《内经·胀论》中已有记载："胆胀者，胁下痛胀，口中苦，善太息。"东汉·张仲景在其《伤寒论》中论述的更加详细、精确，还列出大柴胡汤、小柴胡汤、茵陈蒿汤等方剂应用至今临床有效。从当今临床上来看中医所论治的"胆胀"与西医学所称的单纯慢性胆囊的病变：如慢性胆囊炎、胆管炎、胆石症、胆壁增厚等十分相似，而且多是经现代医学仪器检查、化验阳性显示不典型的患者，这类患者的突出表现为剑突下不适感、往往累及胁肋胀、满、痛等，伴有口苦、口干以晨起为重。常因饱食油腻、劳累、剧烈情志变化而诱发等。临床上往往与胃病患者相混淆容易误诊、误治，使病情迁延。中医在这方面积累了丰富的治疗经验，根据中医理论辨治往往能取得良好的疗效。

（1）冯某，女，50岁，2006年10月15日初诊。

诉：患胆囊炎、胆结石多年，于1年多前在某医院手术。手术后即感觉胆囊区域（剑突下）有一种落空感（好像一只碗扣着），经常要用一只手抱住此部位，且略弯腰才觉舒适，若站直则痛苦难忍。晚上睡眠时只能屈腿，伸直则拘挛。时时自觉腹内有气鼓胀，有时自觉上顶至咽喉，气胀时看腹部外形亦胀大，活动后可逐渐平复消失。

手术后1年来曾多次去原医院咨询、诊治，乏效。其后原接诊医师告诉患者此乃胆囊手术后遗症，可逐渐消失。患者又到其他医生处诊治至今仍不缓解，甚是苦恼。经人介绍前来就诊。现症：除上述痛苦状态外，浑身乏力，头脑昏沉，善太息，自觉饥饿而不能多食，大便黏滞不爽，舌苔白厚腻，脉沉濡。根据以上病史和患者的当前症状表现可以诊断为：胆胀。辨证为：脾气虚肝郁，湿浊内阻。

处方：党参20g、黄芪15g、茯苓20g、白术15g、白芍20g、甘草6g、当归15g、香附15g、威灵仙15g、木香6g、藿香15g（后下）、白豆蔻10g（后下）。5剂，水煎，早晚温服，每日1剂。

10 月 20 日二诊：服药 5 剂，自觉矢气增多，大便已通畅，腹部气胀减轻。现：两胁肋感觉有气鸣响不往下走，晚上睡眠时双腿仍屈伸不利，白天活动则酸软乏力，舌苔白微腻，脉濡。

处方：党参 30g、黄芪 15g、茯苓 20g、白术 20g、白芍 20g、甘草 6g、当归 15g、香附 15g、威灵仙 15g、木香 6g、藿香 15g（后下）、白豆蔻 10g（后下）、山萸肉 20g。5 剂，水煎，分早晚温服，每日 1 剂。服后遂愈，近日路遇询之曰：已不再那样痛苦难受了。

按：此患者病起于胆囊炎、胆结石手术后，手术往往损伤人体元气，导致机体气血虚弱。所以该患者首先应考虑为手术后气血受到损伤。中医理论认为脾胃为气血生化之源，肝主疏泄、主藏血、主筋。从患者的胆囊区域（剑突下）有一种落空感（好像一只碗扣着），经常要用一只手抱住此部位（喜按为虚）且略弯腰才舒适，晚上睡眠时只能屈腿，伸直则拘挛。时时自觉腹内有气鼓胀，气胀时看腹部外形亦胀大等痛苦状态来看，其病位当责之肝、脾。脾主运化、主升清、主四肢肌肉，脾气虚则饮食水谷难消，气血难生，水湿不化，则水湿之邪泛滥，湿邪内阻，四肢肌肉乏力。肝郁则气机不行，筋无所主，则腿拘挛。而出现手术后诸症。

再根据患者当前的浑身乏力，头脑昏沉，自觉饥饿而不能多食，大便黏滞不爽，舌苔白厚腻，脉沉濡等症候，可辨证为脾气虚肝郁、湿浊内阻。故处方以四君子汤为主加黄芪增强补气之功；芍药、甘草、当归以柔肝缓急；藿香、白豆蔻化湿浊、斡旋中焦；香附、威灵仙、木香以理气。威灵仙已故宋俊生老中医经常用于胃肠道痉挛引起的气胀有良效。诸方药合用共同起到补脾气、化湿浊、疏肝郁、缓挛急之功，服用以后症大减。唯二诊时腿挛急一症不缓解，山萸肉性温、味酸有补肝柔肝、缓解肌肉挛急（宋俊生老中医之经验）之功效，故原方加用，又服用 5 剂后患者病痛解除。

（2）张某，男，42 岁，河北省宁晋县某村人，2005 年 4 月 8 日初诊。

诉：剑突下及两侧经常胀痛 2 年余，尤其喝酒后加重。曾在数所医院检查（如：B 超、胃镜等）经多位医生诊治，按胃炎、痉挛治疗，总是治疗效果不佳。这次发作于 10 多天前一次饮酒后，在本村医生处输液治疗已 7 天不缓解。

现症：剑突下及两侧胀痛，腹部微胀，口干黏不适，食欲不振，大便稀日 2~4 次，舌苔浊腻，脉濡数。根据以上病史和患者的当前症状表现可诊断为胆胀。辨证为邪阻少阳、胆胃湿热。治宜：疏泄少阳、清胆胃湿热。

处方：柴胡 10g、黄芩 15g、半夏 10g、党参 15g、甘草 10g、生姜 10 片、厚朴 10g、生炒麦芽各 20g、芦根 20g、白豆蔻 6g、藿香 15g、黄连 2g、郁金 15g。5 剂，水煎，分早晚温服，每日 1 剂。

4 月 13 日二诊：服药 5 剂，诸症大减，方已对证，不必加减，原方再取 5 剂，煎服法如前，服后遂愈，至今没有再复发。

按：根据《黄帝内经》有关胆胀的记载，结合《伤寒论》及后世历代医家的有关论述，从这例患者的临床表现症候来看我们不难做出"胆胀"的诊断，根据中医理论辨析证候，施以方药即可取效。

患者病程 2 年余，累经医院的仪器检查、数位中西医诊治，效果不佳。究其原因，并非病情复杂。从其表现的症状、舌脉来看当为：少阳疏泄不利，胆胃湿热郁阻。及至此处，据症处方以小柴胡汤和解少阳加芦根、白豆蔻、藿香、黄连、郁金清胆胃之湿热，生炒麦芽合用疏肝健胃，诸药组合成方共同起到疏泄少阳、清化湿热之功。服药不过 10 余剂，即告痊愈，且随访 2 年多没有复发。

（3）靳某，男，14岁，河北省宁晋县某村人，2012年7月31日初诊。

诉：食欲不佳，饮食减少，剑突下不适1年半余，西医诊为胆囊炎，经多方治疗效果不佳，反复发作。现：剑突下压痛、不适，恶心，无食欲，饮食后上逆、偶有呕吐，头微晕，口干，舌淡，边齿痕，脉沉弦。

处方：柴胡三金汤加减。

柴胡10g、黄芩6g、半夏6g、党参10g、甘草5g、郁金12g、金钱草15g、鸡内金10g、焦三仙各10g、茯苓10g、白术10g、陈皮5g。5剂，水煎服，日1剂。

8月5日二诊：药后效可，食后已不上逆、呕吐，剑突下压痛减轻，舌淡苔薄，边有齿痕，脉沉弦。

处方：柴胡10g、黄芩6g、半夏6g、党参10g、鸡内金10g、焦三仙各10g、茯苓10g、炒谷芽15g、陈皮5g、白术10g、木香5g。5剂，水煎服，日1剂。

8月10日三诊：药后效可。现：因昨天早餐吃鸡蛋后又发生呕吐，至现在还不舒服，自觉不饿，余可。

处方：柴胡三金汤合连苏饮加减。

柴胡6g、黄芩6g、半夏10g、党参10g、甘草5g、郁金12g、内金10g、焦三仙各10g、苏叶2g、黄连2g、佛手6g、虎杖6g、砂仁3g、陈皮3g。5剂，水煎服，日1剂。

8月15日四诊：药后效佳，诸症均大减。现：自觉已无不适，去石家庄和平医院复查示：肝胆无异常。欲再服几剂调理、巩固。

处方：柴胡三金汤合连苏饮加减。

柴胡6g、黄芩6g、半夏10g、党参10g、甘草5g、郁金12g、内金10g、焦三仙各10g、佛手10g、虎杖6g、砂仁3g、陈皮3g、苏叶2g、黄连2g。5剂，水煎服，隔日1剂。愈。

按：治疗胆囊炎，我们临证常用小柴胡汤加郁金、金钱草、鸡内金组方命名为"柴胡三金汤"，其中郁金的用量应在10～15g效果最佳，金钱草的用量过大易致呕恶，呕恶重者可加黄连、苏叶各1～3g为宜或加神曲10g。

18. 膝关节病症

（1）膝关节积液伴腰酸腿凉

张某，男，26岁，河北省宁晋县某村人，2010年10月3日初诊。

诉：两膝关节积液、肿大憋胀；腰酸、腿凉1年余。1年多来曾多方诊治，诊为：腰椎间盘突出、骨质增生、风湿关节炎……总是效果不显著。刻下：膝关节积液、肿大憋痛，双腿及腰部经常发冷发凉（需经常用裹腿、护腰保护），腰酸软无力不能上班、干活。常感头晕、口干、乏力，自觉胸腹内常有热气上涌，心烦躁。诊脉两寸部极弱、尺部浮大无根，舌裂纹无苔。初步诊断为：肾阴亏虚，相火离位。治疗宜：滋肾阴，清引相火，促气化。

处方：熟地20g、山药20g、枣皮20g、泽泻10g、丹皮10g、茯苓10g、知母10g、黄柏10g、制首乌15g、牛膝15g、青风藤15g、地风10g、砂仁3g、陈皮6g。5剂，水煎2次分早晚温服。

10月8日二诊：服药5天，诸症大减，这次就诊是自己骑摩托车来，而且没有再用裹腿、护腰保护而不觉难受。宗古训效不更方，原方再服7剂。并加服健肾胶囊（鹿茸、覆盆子等），每晨起服1粒，以助气化。

10月15日三诊：药后积液消退，膝关节不再肿大，余症也已基本消除，诊脉尺部还有一些浮大、寸关部正常，舌苔已生，裂纹变浅。给药：六味地黄丸午饭后、睡觉前各服6g，健肾胶囊每晨起服1粒，以巩固疗效，后遂愈。

按：运用中医药治疗疾病，笔者认为其最最关键之处就是：能够抓住"病机"并据此定出主方，再根据患者的伴随症候、所患部位的痛苦表现，而做出相应的药物加减，则其病可愈。该患者舌脉、症候均表现为典型的肾阴亏虚、相火离位。由于肾阴亏虚故腰膝酸软、乏力；阴虚则不能敛阳，相火离位上腾，身体下部有失温熙、气化困难，则腰腿部位发凉、水液不化聚于膝关节则肿大憋痛，虚火上越则头晕、口干、胸腹常有热气上涌。方选六味地黄汤大滋肾中真阴，知母、黄柏以滋阴坚肾、清离位上越之相火；牛膝既可通利关节、强壮腰膝，又可引诸药下行；制首乌可补肾中精气，助气化；青风藤、地风可引药直达膝、脚部位，并可通利关节；少量砂仁、陈皮防六味地黄滋腻碍胃。诸药相配伍可起到滋肾阴、清引相火归位、助气化之功，能使病患尽快解除，服后果愈。

　　（2）骨质增生伴膝关节积液

　　魏某，女，61岁，河北省宁晋县某村人，2011年5月1日初诊。

　　诉：右膝关节骨质增生1年余，伴右膝关节积液1个月。1年多前不明原因出现右膝关节疼痛不适，经某医院诊断为膝关节骨质增生，多方诊治，效果不理想。一个月前又出现关节积液、肿大，痛苦难忍，遂再次到某医院诊治，给予抽水、口服药（不详）。当时有效，不多日又出现积液、疼痛，转请某中医开3剂中药，服1剂药后腹泻严重，认为是方中当归所致，服第2剂时捡出当归仍腹泻，第3剂药未敢再服，前来就诊。刻下：大便仍稀溏、腹泻，右膝关节少量积液、疼痛不适、下肢乏力，饮食、睡眠可，右脉沉细、左寸脉沉弱不及本位，右尺略沉弱，舌淡苔白。诊断病机为：气血亏虚、络瘀水停。治疗宜：补气养血、通络利水。

　　处方：黄芪15g、当归6g、陈皮10g、甘草10g、青风藤15g、追地风10g、茯苓30g、鸡血藤30g、松节5g。3剂，水煎，分早晚温服。

5月5日二诊：服药3剂，大便不再稀溏，右膝关节积液肿胀好转，下肢乏力减轻。原骨质增生的部位（右膝关节内侧疼痛不适又出现）及腘窝、小腿肚不适。

处方：原方加金毛狗脊30g、白芍15g、牡蛎30g。9剂，水煎，分早晚温服。

5月14日三诊：膝关节疼痛及积液痊愈，双下肢感觉轻松有力。刻下唯一不适就是右腘窝到小腿肚部位，伸腿时或坐矮凳时憋胀、拘挛。脉左关略弦，舌淡红苔薄白。

处方：二诊处方减金毛狗脊，加木瓜20g。3剂，水煎，分早晚温服。服后随访，愈。

按： 该患者年过六旬，气血、骨质等易于亏虚可知，患病后也曾多方求治。考，当代治疗此病的方药多为消炎、活血、止痛、利水之品，此类药物服用时间过久最易耗伤气血。随着病情的发展又逐渐出现右侧膝关节积液，此时若据中医理论，判断病机所在，据此处方用药或可痊愈。惜，患者未找中医就诊，乃至医院诊治抽水、服西药（具体药物不详），病情虽减，但不久又增重。后请某中医诊治，服药后不知何故，出现便溏、腹泻，不敢再服，前来就诊，据其脉证，诊断病机为：气血亏虚、络瘀水停。治疗从补气养血、通络利水入手。处方药用：黄芪、当归、陈皮、甘草补气养血；青风藤、追地风、茯苓、鸡血藤通络利水；松节引诸药入膝关节；其中用黄芪15g补气而不用参（党参、人参），是因为参性上行，患者病在下部，且据有关研究表明黄芪用量在15～20g时不但补气，且利水作用佳，低于10g则亦上行矣；青风藤、追地风祛风利湿、活血解毒、行气止痛，最善治膝、腿、脚部位的肿痛不适等；鸡血藤具有补血、活血、舒筋通络、流利经脉之功。

以上诸药组方，药味虽简，但力专效宏。患者服用3剂即见大效，又服用数剂即收功。后因骨质增生疼痛、腘窝、小腿

草医堂临证传薪

肚憋胀不舒，故又加白芍、牡蛎，此二味药合甘草为赵老治疗全身各部位骨质增生的有效药组，狗脊补肾壮骨，对中老年骨质增生有效，合入本方后随诸药走膝关节而病愈。可见运用中医药组方治病，不在所用药味的多少，全在病机及药物配伍、用量上下功夫。临证找准病机，寥寥数味即可收功，病机不准，虽药味杂投其效何来。

（3）膝关节骨质增生

王某，女，67岁，河北省宁晋县某村人，2012年3月7日初诊。

诉：双膝关节乏力、酸软10年，双膝关节内侧能摸到10数枚大者如枣，小者似豆不等的结节，曾多方诊治乏效，曾诊断为：膝关节骨质增生。现：膝关节疼痛，不能长时间行走，舌红苔薄，脉沉，两尺脉不足。

处方：骨质增生药组加味。

白芍30g、牡蛎30g、甘草10g、怀牛膝10g、青风藤15g、鸡血藤30g、丹参30g、川断15g、白蒺藜15g、制首乌15g、威灵仙10g、木瓜15g、伸筋草15g、松节6g。5剂，水煎服，日1剂。

3月13日二诊：药后效佳。现：膝关节酸软、乏力减轻，内侧结节缩小，舌红苔薄，脉沉。

处方：骨质增生药组加味。

白芍30g、牡蛎30g、甘草10g、怀牛膝10g、青风藤15g、鸡血藤30g、丹参30g、川断15g、白蒺藜15g、制首乌15g、威灵仙10g、木瓜15g、伸筋草15g、松节6g。10剂，水煎服，日1剂。

3月26日三诊：药后效佳，自觉膝关节舒适，下肢走路有力气，最为神奇者是小结节已消失，大如枣者已小如豆。患者服药信心大增，说：想不到10多年的老病了，还能治好。

处方：白芍30g、牡蛎30g、甘草10g、怀牛膝10g、青风藤15g、鸡血藤30g、当归15g、川断15g、白蒺藜15g、制首乌15g、威灵仙10g、元胡10g、木瓜15g、伸筋草15g、松节6g。10剂，水煎服，日1剂。

4月8日四诊：药后自觉基本痊愈，膝关节已不酸软、乏力，结节全部消失，欲再服药巩固。

处方：骨质增生药组加味。

白芍30g、牡蛎30g、甘草10g、怀牛膝10g、青风藤15g、鸡血藤30g、当归15g、川断15g、白蒺藜15g、制首乌15g、威灵仙10g、元胡10g、木瓜15g、伸筋草15g、松节6g。10剂，水煎服，隔日1剂。愈。

按：白芍、牡蛎、炙甘草可用于全身各部位的骨质增生；怀牛膝、川断、白蒺藜、制首乌补肝肾；青风藤、木瓜、松节可引药至下肢膝关节；鸡血藤、丹参、威灵仙、伸筋草则养血活血、舒筋通络，诸药合用效佳。

19. 下肢丹毒

秦某，女，47岁，2012年5月22日诊。

诉：左下肢胫骨面油光、红斑、灼热、疼痛，可诊为丹毒。

处方：忍冬藤50g、连翘20g、川牛膝15g、地丁15g、薏米30g、赤芍15g、皂角刺6g、青风藤15g、公英30g。3剂，水煎服，日1剂。药渣加水再煎外洗。

5月24日二诊：药后效可，红斑减轻，口干。

处方：忍冬藤50g、地丁15g、公英30g、丹皮15g、刘寄奴20g、青风藤6g、薏米30g、皂角刺6g、川牛膝10g、丹参15g、元参15g。9剂，水煎服，日1剂。药渣加水再煎外洗，愈。

按：本方清热解毒，活血通络。其中大剂量忍冬藤是学习宋俊生老中医的经验，再配合皂角刺、地丁增强其药物的穿透力；川牛膝、青风藤引药至下肢病变部位；赤芍、丹参、元参活血、通络、解毒。

20. 失眠

（1）范某，男，46 岁，山东济南市，2012 年 12 月 27 日初诊。

诉：顽固性失眠、多梦半年余。因半年前做生意血本尽亏，此后睡眠时好时坏，严重时连续 1 周每天只睡不到 1 小时，很是痛苦，平素性格暴躁、经常情绪紧张，有恐怖感，经常担心自己会得大病。曾多方求医诊治效果不佳，后经某中医治疗口干舌燥减，失眠依旧。现：心慌气短，口干舌燥，出汗多，饮食可，4 月份出现耳鸣至今。舌淡胖、边齿痕明显、中间裂痕。

处方：夜交藤预知子汤合引火汤加减。

夜交藤 30g、预知子 15g、合欢花 10g、丹参 30g、栀子 6g、连翘 6g、熟地 30g、巴戟天 10g、五味子 5g、茯苓 20g、白术 15g、当归 15g、白芍 15g、生麦芽 30g、元胡 20g。8 剂，水煎服，日 1 剂。

1 月 4 日二诊：药后效佳，顽固性失眠愈（睡觉几乎和从前一样了），夜间盗汗基本消失。现：仍稍微有汗津津的感觉，心慌气短，耳鸣有加重趋势，舌边齿痕消，余可。

处方：夜交藤预知子汤、引火汤、桑麦汤合方加减。

夜交藤 30g、预知子 15g、合欢花 10g、丹参 30g、栀子 6g、连翘 6g、熟地 30g、巴戟天 10g、五味子 5g、前胡 10g、射干 10g、桑叶 40g、山萸肉 20g、生麦芽 30g、元胡 20g。7 剂，水煎服，日 1 剂。

按：夜交藤预知子汤为赵振兴老中医所创之方。引火汤乃傅青主所创验方，方中熟地大滋肾水、养阴润燥，心肺肝肾阴虚熟地为首选，但脾胃阴虚不宜用熟地，服之则有致呃逆、腹胀等反应；巴戟天双调肾中阴阳，与熟地相配可引火归元；茯苓渗利，可使虚热从小便出；五味子收敛浮越之气；麦冬养阴，可潜藏亢奋之心阳。二方合用可引火归元，调节睡眠。方中加大剂量元胡有安神之效；大剂量桑叶、山萸肉、生麦芽可养阴敛汗，减少汗出；前胡配射干可治疗耳鸣。

（2）某女，56岁，河北省宁晋县城关镇人，曾在本县某工厂职工医院药房工作（现已退休），2004年10月18诊。

诉：2年前在家照看孙子，因不慎小孙子从高处摔下致伤，本人也因此受惊吓而致失眠、心悸。开始时自购安定片服用有效，2~3个月后，服用安定片无效。且整夜不能入睡、烦躁，偶尔能小睡片刻，也是梦多、易醒，醒后则心悸不安、浑身不适。白天则昏昏沉沉、胁肋胀满、饮食无味、不能做事。先后经本地及省市多名中西医诊治1年多，效果不理想，甚是苦恼，经人介绍治于笔者处。刻下：失眠如上述，脉濡缓、滑，舌苔黄燥。晨醒后口干黏，咳吐清稀痰涎。四肢沉重、乏力，头脑昏沉，心情郁闷，肩背麻木不适，大便黏滞不爽。据上症辨为：湿热化燥微显伤阴、肝郁。治宜：清湿热、润燥祛痰、疏解肝郁。

处方：杏仁15g、白豆蔻6g、薏米20g、清半夏15g、黄芩10g、黄连3g、麦冬15g、芦根20g、白芍各20g、茯苓15g、远志10g、生麦芽20g、枳壳15g。2剂，水煎，分早晚2次温服，每日1剂。

10月20日二诊：服药2剂，诸症均减。舌苔已润仍有黄意，脉濡滑，清稀痰涎已变黏稠，大便已爽仍微黏，昨晚已能安睡一会儿，上午仍有心悸、烦躁不适，但时间已短。综效不更方，原方7剂，服法如前。并嘱停服其他安定类西药。

10月28日三诊：又服药7剂，晚上已能安睡，晨醒后自觉舒爽，咳吐痰涎亦消失。白天烦躁、昏沉等症状亦解除，但口中干黏仍不解。舌苔厚浊腻，脉细濡。证属湿热郁阻、伤阴。治宜：清热化湿、滋阴。前方减茯苓、枳壳、远志，加知母15g、藿香10g。7剂，水煎，分早晚2次温服，每日1剂。服后遂愈，患者因惧怕复发又要求服药7剂以巩固疗效。其后1年多来多次随访未见复发。

按：夫治疗失眠一症，西医用安定类镇静药；中医用安神类中药，此其常也。然证之临床，凡服用西药安定类镇静药治疗无效者，应用安神类中药治疗亦多无效，本例患者既是。

本例患者曾在药房工作过，粗知医药。因此，就诊处方直保留着。开始时自行服用安定类镇静药能够缓解，2～3个月后失眠加重，且服用安定等药亦乏效。观其在当地及省市医院就诊处方，所用西药皆是安定、多虑平、谷维素等，中药皆是琥珀、酸枣仁、朱砂之类。有一医中药处方中有20余味药，其中酸枣仁用至100g、琥珀、朱砂各10g、柏子仁30g，且在睡前还要服西药多虑平2片、安定片2片，可谓集中西医安神、镇静之大全，亦是不能使入睡片刻。即使能小睡片刻，醒后也是痛苦异常。由此亦证明中医诊治疾病的精髓——辨证论治（确定病机）的确值得深入钻研。

及至笔者处，据其脉证辨为：热重于湿且化燥伤阴、又有肝郁之象。于是处方用《温病条辨》三仁汤为基础加减，加芩、连以清热燥湿，加麦冬、芦根、白芍以清热滋阴，加生麦芽、枳壳以疏解肝郁、除胀满，方中茯苓、远志、半夏能祛除晨醒咳吐之痰涎。诸方药配伍，共同起到燥湿清热、滋阴化痰、疏解肝郁之功效，而使方证相符，故在服药后失眠等症能很快次第解除。唯三诊时脉细濡，口干黏、苔浊腻不解，这亦证历代医家所论湿热为患缠绵难愈之特点，故三诊时减去茯苓、枳壳、远志，加知母15g、藿香10g以加强清热化湿滋阴之力。终于使患者在三诊后诸症得除。且在治疗过程中不但未再使用西药安定类镇静药，亦未使用中药安神类药，前二诊方中虽使用了远志一药，但主要是用其祛痰涎之功效。三诊时从方中去除后，并未影响全方主治失眠之功。这更进一步证明中医诊治疾病是辨证论治使然，若做见病发药的"泥瓦匠式"医生（即：不去辨证论治，见有咳嗽者，就用止咳类中药堆砌一方，见有失眠者，就用安神类中药堆砌一方等。）患者是不可能痊愈的。

（3）胡某，女，33 岁，河北省宁晋县人，2012 年 1 月 15 日来诊。

诉：夜半失眠 2 年半余，近 1 个多月来加重。2 年多来每年冬至至来年夏天病情加重。患病以来曾多方诊治，遍服中西药，效果不佳，经人介绍，就诊此处。现：每晚 12 点左右准时醒来，再难以入睡，至早上 5 点左右困意袭来，可略睡一会，甚是苦恼。乏力，烦躁，舌苔微腻，右尺脉沉弱。据症辨为：胆腑郁热，阴阳不相接续，阳不入阴，而致失眠；湿浊内郁，清阳不展，而失眠、烦躁、乏力症见。治宜：调达气机，接续阴阳；化湿升清，安神解郁。处方：柴胡三仁汤加味。

柴胡 12g、黄芩 6g、党参 10g、甘草 10g、半夏 12g、杏仁 6g、白豆蔻 6g、薏米 20g、郁金 15g、夏枯草 30g、炒枣仁 20g、葛根 15g、夜交藤 30g、预知子 12g、合欢皮 15g，姜枣为引。5 剂，水煎服，日 1 剂。

1 月 21 日二诊：药后效佳，诉：服药当晚即整夜安睡。现：夜半失眠消失，自觉上火，口唇干燥脱皮，情绪不稳定，易着急，舌淡苔腻，脉沉。

处方：柴胡 10g、黄芩 10g、党参 5g、甘草 10g、半夏 6g、杏仁 10g、白豆蔻 10g、薏米 10g、郁金 15g、炒枣仁 15g、夜交藤 30g、预知子 12g、合欢皮 15g、连翘 10g、栀子 10g、丹参 20g。5 剂，水煎服，日 1 剂。

1 月 28 日三诊：药后自觉舒畅，诸症均消，欲再服几剂中药巩固。

处方：柴胡 10g、黄芩 10g、党参 5g、甘草 10g、夏枯草 30g、半夏 10g、杏仁 10g、白豆蔻 10g、薏米 10g、炒枣仁 15g、夜交藤 30g、预知子 12g、合欢皮 15g、连翘 10g、栀子 10g、丹参 20g。5 剂，水煎服，隔日服药 1 剂以巩固疗效，随访至今，安睡良好，愈。

按：本例患者夜半失眠，且冬至日至夏至日加重，具有规律性。此证，中医一般认为是胆腑郁热，阴阳气不相顺接，阳不能按时入于阴所致。笔者在跟随赵振兴老中医学习期间赵老曾讲述过，此类病患临证用小柴胡汤加减治疗，可获奇效。据患者的临证表现来看还有湿阻清阳不升之证。临证用柴胡三仁汤疏解胆腑、清宣湿阻、调达气机。方中半夏、夏枯草夏至日采收，均为得天地阴阳气之半，用之为引经；炒枣仁配甘草（山东德州孙朝宗老中医经验）用于夜半子时所发疾病的调治有良效；葛根、郁金可升清阳化湿浊；夜交藤、合欢皮疏解、安神。二诊时情绪不稳、湿邪仍盛，用小柴胡合赵振兴老中医自拟夜交藤预知子汤（夜交藤、预知子、合欢皮、连翘、栀子、丹参），专门用于七情为病，情绪不佳之调治，效果奇佳，再加三仁以增强化湿之力。诸方药合用共凑调达气机，接续阴阳，化湿升清，安神解郁之效，方证对应，从而使患者在服药当晚即解除失眠之苦。

21. 灸法治愈顽固呃逆（打嗝）

某男，40 岁，河北省宁晋县某机关干部，2006 年 5 月 24 日诊。

诉：呃逆不停 6 天。6 天前一段时间因应酬，饮酒较多，自觉上火。遂喝大量浓茶，后又自行服用"三黄片"每次 8 片，1 日 3 次。连服 2 天后出现大便稀溏，不敢再服用。5 月 17、18 日当地阴雨天，气温较低，患者于 19 日起床后出现呃逆。始并未在意，至下午仍不缓解。乃自行用民间方法（如用塑料袋捂住口鼻憋气等）调治，至晚上睡觉时仍不缓解且整晚呃逆不能睡。第2天去县医院就诊，医生处方西药（具体不祥）3天，服用不缓解，晚上仍不能睡觉。西药继续服用期间，又找一位中医行针刺治疗，治疗后呃逆稍缓，晚上能稍睡一会儿即被呃逆弄醒。终究不能彻底止住呃逆，很是痛苦。经人介绍治于笔者处，刻下：患者疲惫面容，呃逆不停，呃声沉缓，舌苔白润，脉沉迟。辨证为：胃受寒凉。治宜：温胃散寒，降逆止呃。治疗方案如下：

取穴：中脘、鸠尾、膈俞、足三里、上脘、内关。取艾卷点燃，交替温和灸所取穴位。其中灸中脘、鸠尾穴时患者述：自觉有热乎乎的一大片沿膈肌方向向腹腔深处扩散。约15分钟后患者矢气增多，呃逆渐缓。继续交替温和灸诸穴，大约1个半小时后呃逆解除。遂给患者艾卷一根，前穴做标记，嘱回家后晚上临睡前再交替灸所标记穴20～30分钟。多日后随访没有反复，愈。

按：目前用针、灸治病在医者、患者心目中的地位并不太高，而灸法在临床上更是很少被医家应用。灸法自先贤创立以来，经历代医家的发展治疗适应范围颇广，其中对阴、里、虚、寒证疗效尤佳。但是发展至现代，临床医生应用灸法给患者治疗者反而寥寥。笔者在临证中经常施用灸法，或为主，或为辅治疗辨证为阴、虚、里、寒证的患者。尤其急性期，辨证取穴后交替或同时施灸所取穴位，一般在20分钟～2小时内均可使患者急性期症状缓解、甚至病愈。

呃逆西医认为是由于膈肌痉挛所致。中医关于呃逆所包括的范围，尚不限于膈肌痉挛，如胃肠神经官能症、胃扩张、肝硬化等均能引起，据中医理论又可辨证为胃受寒凉、胃火上逆、气郁痰阻、脾肾阳虚、胃气虚寒等证型。其中胃受寒凉、胃气虚寒证型笔者在临证中所见最多。

此例患者即因大量服用"三黄片、过饮浓茶"等寒凉之物，又逢阴雨低温天气，以致胃受寒凉，呃逆不止。此时本该温胃祛寒，降逆止呃，正是灸法的适应证。可连延数医，或以西药，或以针刺，其意均在解除患者膈肌痉挛，岂不知所施乃治标之法，虽偶能取得一时之小效，终究不能使痊愈。及至笔者处，据其脉证辨为胃受寒凉。遂单纯施以温和灸法，在一个半小时内使患者病痛解除。尤其灸中脘、鸠尾二穴时患者还出现传感现象，且疾病也就在此时迅速缓解。多年来笔者用灸法治疗辨证为胃受寒凉或胃气虚寒的呃逆患者数十例，一般均可使患者在2小时内呃逆解除。其中中脘、鸠尾、膈俞为必灸穴位。部分患者往往还出现传感现象。临床观察：凡出现传感现象者疾病缓解亦较迅速。

22. 每饭后四肢乏力、发抖、拘挛，头昏

李某，女，71岁，河北省宁晋县××镇农民，2006年4月20日初诊。

诉：每顿饭后即发生四肢发抖、拘挛、乏力，头昏沉不能动，需人搀扶上床休息1小时左右后缓解，尤以午饭后为甚已2个月余。2个月前患者不明原因出现饭后下肢乏力、困倦，始未在意，后诸症加重，以致不能动弹。曾在村医处诊治效不佳，经人介绍治于此处。刻诊：症如上述，近几日来食欲不振，晚上睡时腓肠肌经常发生痉挛，大便微黏滞，有糖尿病病史5年，高血压病史3年。舌润胖大、苔薄，脉细濡。根据上症辨为：脾气虚弱。治宜：健脾益气、解痉。

处方：白术30g、党参30g、茯苓30g、山药30g、白扁豆30g、甘草10g、砂仁10g、白芍20g、神曲20g、麦芽30g。5剂，水煎，1日1剂分3次，于吃饭前15分钟左右空腹温服。

服3剂后患者电话告之：服第1剂后即觉下肢有力，诸症均减。服2剂后诸症大减。其病若失。今天第3剂药是饭后服用的，服后自觉腹胀得厉害，不知何故？笔者告知：此方药必须饭前空腹温服，不然易发生腹胀满。余药务必于饭前空腹温

服。

多日后其邻人来治病，该患者委托邻人告知：病已愈。

按：乍遇该患者，觉无从下手。考脾主运化，主升清，主四肢肌肉。细辨该患者表现之症状：每于进食后发作，人进食后脾胃之腐熟、运化功能必然加强，这时若脾虚其主升清、主四肢肌肉之功能必然无法正常发挥。故出现清阳不升而头昏沉，四肢肌肉无所主而拘挛、乏力、发抖等症。患者近几日来食欲不振，大便微黏滞，舌润胖大，脉细濡。均为脾虚加重之兆。是故，处方以四君子汤健脾益气为主，更加山药、白扁豆以加强健脾之力；加砂仁、神曲、麦芽以开胃健脾增食欲；加仲景之芍药甘草汤以解除腓肠肌之痉挛。诸方药配伍，健脾益气、开胃增食、解痉挛，方证对应，服药后诸症很快渐次解除而痊愈。

唯服第 3 剂药时未遵医嘱而出现腹胀满，笔者在临证中观察到：凡脾胃虚弱之患者服健脾药宜小量多次（1 日分服不低于 3 次为宜）饭前空腹温服，若饭后服用或者服药稍凉即易出现腹部胀满、头昏沉等症。

23. 头身颤抖、拘挛

（1）某女，54 岁，河北省宁晋县某村人，2006 年 3 月 11 日初诊。

诉：阵发性不自主头身发抖、发紧、拘挛（类似寒战）8 个月余，10 余日来加重。8 个月前不明原因出现上症，其后就无规律的每隔一两天或三四天等发作，或持续一两天或三四天不等，甚是苦恼。曾在县医院检查无异常，服用西药治疗无效。后又找某中医服用中药 20 余剂仍无效。于最近 10 天来发作频繁，似无休时，苦不堪言，经人介绍诊于笔者处。刻诊：症状如上述，伴口干、心烦躁，下午尤甚，大便干结。舌红苔剥，脉细促。据此辨证为：阴虚津亏，风动之兆。治宜：滋阴生津、息风。

处方：生地 20g、熟地 20g、白芍 30g、甘草 10g、丹皮 15g、泽泻 15g、茯苓 15g、山药 30g、枣皮 15g、砂仁 10g、生麦芽 30g、炒麦芽 30g、钩藤 10g、全蝎 2g（研吞）、蜈蚣 1 条（研吞）。3 剂，水煎，早晚分 2 次温服。

3 月 14 日二诊：服药 3 剂诸症大减，方已对症，综效不更方，原方 5 剂。服后遂愈，随访至今无复发。

（2）某女，68 岁，河北省宁晋县某村人，2006 年 11 月 25 日初诊。

诉：阵发性不自主全身发抖、发紧、拘挛（类似寒战）半年余，近 3 天来加重。该患者 1 年半前曾患带状疱疹，经治疹愈，遗留神经痛至今。半年前又不明原因的出现类似寒战的浑身发抖、发紧、拘挛，其后又无规律的时发时止，曾在本村医及镇卫生院诊治无效。于近日发作加重，以致发无休时，甚是苦恼，诊于笔者处。刻诊：症如上述，伴见头晕、微腹胀、口微干渴而不欲饮水，乏力，偶尔叹息，神经痛依旧。舌淡苔薄白，边有齿痕，脉濡。据此辨证为：脾虚湿困、稍兼肝郁。治宜：健脾化湿、疏肝解痉。

处方：党参 30g、白术 15g、茯苓 15g、泽泻 15g、甘草 10g、白芍 20g、仙鹤草 30g、生麦芽 50g、山药 30g、白豆蔻 10g、神曲 15g、生地 15g。3 剂，水煎，早晚分 2 次温服。服药 3 剂后，来告知曰：服第 1 剂，即诸症大减，服完后以健康如常人。

按： 此两例患者无论从中医、西医分析，余阅历所及，皆无以名之。从患者类似寒战的发抖、拘挛来看当属同病。用中医药治病，临证析机，常多因而一果，切不可单一论之。于治疗之时尤当明辨、详辨。是以，此两例患者皆浑身发抖、发紧、拘挛（类似寒战）为突出症状，貌似相同，仔细玩味，内自有隙。

案一，除主证外，伴随症状及舌脉皆一派阴津亏少、风欲动之候，故有此症候之表现，据此药用六味地黄汤滋阴生津，加钩藤、全蝎、蜈蚣及芍药甘草汤息风止痉，服药3剂即诸症大减，说明辨析病机已对。综效不更方，又服5剂而使8个月的痛苦之状得以解除。

案二，除主证以外，从伴见症状头晕、乏力、腹胀及舌脉来看均属脾虚之候，偶长叹息一证当从肝郁分析之。脾主四肢肌肉、主升清，肝主筋、主气机。脾虚则四肢肌肉无所主，清阳不升，肝郁则气机不畅，筋无所主。故该患者出现此等症状。据此药用四君子汤合芍药甘草汤健脾解痉，加生麦芽50g以疏解肝郁；仙鹤草又名脱力草，加用之能缓解头晕、乏力之症；白豆蔻、神曲健胃化湿。诸方药合用共同起到健脾化湿、疏解肝郁之功，使方证对应，服药3剂而病愈。

以上两个病例的主证相同，然据中医之理法病机各异，当属同病异治之列。根据各自的病机，用药后均取得了理想的疗效。

24. 产后病症

（1）产后小便不通

王某，女，24岁，河北省宁晋县某村人，2011年8月23日傍晚诊。

诉：产后小便不通9天。9天前在当地某医院生产，孩子出生后曾小便1次，后再无小便，医院给予导尿，输液4天（具体用药不详），病情略好转，出院回家。回家后第2天仍小便不下，再去原医院住院诊治，给予导尿，输液效果不显。刻下：患者面色青灰，从今天下午开始出现微心悸、气喘，导尿管没拔除，诉说排尿后总有一种排尿不净的感觉，用手按摩小腹就会再排出尿液，很是痛苦。舌苔白腻，脉浮数、右尺脉略沉弱。诊为：气化不足，水液内停。治宜：温阳化气，通利小便，并嘱最好停止输液。方选：五苓散加减。

处方：茯苓 30g、猪苓 10g、泽泻 10g、桂枝 6g、白术 15g、巴戟天 10g、砂仁 3g、当归 3g、路路通 15g。2 剂，水煎，温服。

8 月 25 日二诊：第 2 次服药后自觉急欲小便，随即排出大量小便，导尿管亦被冲落，自觉舒畅。服完第 2 剂药后，自觉无所苦。刻下：奶水不足。要求服中药催乳，予 3 剂催乳药善后，愈。

按：本例患者是通过熟人介绍，在晚上偷偷邀我前去医院把脉诊治的。经询问得知在医院生产后常规输液、用药，曾小便过 1 次，后来小便就点滴不下了，医院诊为尿道炎，输液用药治疗，略有好转一天，随即又复如前，再与治疗则无效果，患者痛苦异常，家属亦甚是着急。

当笔者进入患者的病房一眼就看到患者青灰的面容，问其是否有心悸、气短的感觉，患者说：不知为何从今天下午输完液后开始出现略微的心悸、气喘。从患者的当前症候来分析，我们可以肯定其目前就是偏于阳气虚的一个体质，生产后百脉空虚，这时从中医理论来看应该补气养血。如果输入过多的液体（尤其是输液不加温），给本来气血亏虚的脏腑额外增加了负担，尤其是肾的气化功能就不能很好发挥，导致水液潴留。面色青灰就是水气偏盛的一个明证，再加上已经出现了心悸、气喘的迹象，基本上可以判断为气化不足、水液内停。从其小便排解不净，舌苔白腻，脉浮数等也支持这个诊断。

据此处方用五苓散温阳化气，利水渗湿，加巴戟天温补肾中阳气，砂仁开胃化湿、温暖中下二焦，路路通疏通经脉气血、有利水之功，因是初产血分亏虚用少许当归以养血。处方、取药后，嘱其第 2 天尽量想办法阻止继续输液（因护士扎了 3 次没能成功，家属借口拒绝了输液）。这样可减少体外继续增加额外的水液负担。服药后气化得行，水道得通，病机与方药相符，1剂知，2剂已。3天后患者母亲又亲自来门诊告知：3剂催奶药已服完，现奶如泉涌，小便通畅，自觉舒适，已无所苦。

（2）产后乳汁量少稀薄

曹某，女，28岁，河北省宁晋县某村人，2013年1月16日初诊。

诉：二胎剖腹产后5天，因第一胎时即乳汁稀薄、量少，故提前来就诊。现：已开始少量泌乳，稀薄，平素即大便干结如羊屎状，数天1次，口干、咽干，夜间加重，舌苔花剥，脉细数。

处方：熟地30g、巴戟天10g、五味子5g、麦冬15g、茯苓10g、当归30g、川芎6g、鸡血藤30g、砂仁5g、路路通10g、王不留15g。3剂，水煎服，日1剂。

1月19日二诊：药后效可，泌乳量增加，服药期间大便1次，仍干结，舌苔花剥处已长微薄苔，脉细数。

处方：熟地50g、巴戟天10g、五味子5g、麦冬15g、茯苓10g、当归50g、川芎6g、鸡血藤30g、砂仁5g、生白术50g、生地20g、升麻5g、陈皮3g、路路通10g、王不留15g。5剂，水煎服，日1剂。

1月25日三诊：药后效佳，泌乳大增，已够孩子吃饱，大便通畅，1~2日1次，余可，舌苔薄白，脉沉缓。

处方：熟地50g、巴戟天10g、五味子5g、麦冬15g、茯苓10g、当归50g、川芎6g、鸡血藤30g、砂仁5g、生白术50g、生地20g、升麻5g、陈皮3g、路路通10g、王不留15g。5剂，水煎服，日1剂。药后遂愈。

按：该患者就诊时，还在医院住院，邀请笔者去其病房出诊。当时一看其面容及舌脉情况，就断定是阴虚火旺之证。

一般妇人产后通乳、下乳用补养气血，疏通之药是为常规。记得：数年前曾治疗过一例类似患者，年30余岁，为某医院一妇科大夫，生育后即出现乳汁稀薄、量少，先是找某医就诊，开药5剂，服药3剂后即烦躁不安，乳汁更少，且大便数日不行，异常痛苦。观其所服中药方皆是人参、当归、穿山甲……补气血、疏通之属。后找笔者诊治，观其脉证：舌苔剥落，脉象沉细数。症现烦躁，大便干结等。当前阴虚火旺之证如此明显，于是大胆处方六味地黄汤化裁，配合针灸，不数日即乳通。

此例患者亦属这种情况，据其脉证处方引火汤合通便药组化裁，以滋阴降火，并稍加疏通之品，药后痊愈。

（3）产后乳少、胆囊炎

周某，女，28岁，河北省宁晋县城关镇人，2012年6月5日初诊。

诉：产后21天，因家务导致情绪不畅而乳汁减少，半夜胃脘部痛半月余。现症：剑突下压痛，寒热往来，口咽干，头晕，乳汁少，舌红苔薄，脉弦。

处方：柴胡三金汤加减。

柴胡12g、黄芩10g、半夏10g、党参10g、甘草5g、郁金15g、金钱草30g、炒枣仁10g、元胡10g、漏芦10g、路路通15g、桔梗6g。3剂，水煎服，日1剂。

6月9日二诊：药后效可，半夜胃脘部疼痛、头晕消失。现症：乳汁仍少，晨起后口干，舌红苔薄，脉弦。

处方：柴胡10g、黄芩10g、半夏3g、党参15g、甘草5g、郁金15g、金钱草20g、漏芦10g、路路通10g、桔梗6g、制猪蹄甲15g、王不留15g、炒枣仁6g、元胡6g、当归15g。5剂，水煎服，日1剂。愈。

按：夜半发作性的疾病，临床可用炒枣仁配甘草或小柴胡汤治疗，效佳。患者往来寒热、口咽干、头晕等明显具备小柴胡汤的应用指征，加漏芦、路路通、桔梗可加强通乳下乳的功效。

（4）乳泣（溢乳症、乳汁自出）

病例1：王某，女，24岁，河北省宁晋县某村人，2012年8月13日初诊。

诉：产后8天，乳汁自出，且稀薄、不能自止，甚是苦恼。平素食欲不振，乏力，大便偏稀，虚坐努责，排解不畅。面色萎黄，舌淡苔白舌体胖大，脉濡弱。

处方：党参15g、白术15g、茯苓15g、当归15g、白芍15g、芡实15g、熟地20g、黄芪20g、山药20g、川芎6g、炙甘草6g、神曲10g、陈皮6g、王不留6g、桔梗3g。3剂，水煎服，日1剂。

8月16日二诊：服药3剂，诸症大减。现症：饮食增加，乳汁自出明显减少，乳汁稠厚，婴儿能够吃饱。

处方：党参15g、白术15g、茯苓15g、当归15g、白芍15g、芡实15g、熟地20g、黄芪20g、山药20g、川芎6g、炙甘草6g、神曲10g、陈皮6g、王不留6g、桔梗3g。5剂，水煎服，日1剂。（服后遂愈）

病例2：韩某，女，25岁，河北省宁晋县某村人，2012年4月12日初诊。

诉：产后1月余，自生产后即乳汁自出、稀薄，孩子不够吃。平素乏力、腰酸。现：大便稀，次数多，日3～6次，面部虚浮。妊娠8个月左右时右侧面腮部长出一个疣状物，逐渐增大，现约长到直径0.7厘米大小，且淡红胀饱，呈欲长之势。舌淡苔薄，舌体胖大、边齿痕，脉沉弱。

处方：黄芪30g、党参15g、白术15g、茯苓15g、熟地15g、炒当归6g、芡实15g、五味子5g、覆盆子15g、砂仁5g、炒山药15g、内金15g、金樱子10g。6剂，水煎服，日1剂。

4月18日二诊：药后效可，白天乳汁自出已停，食欲好转，胃口大开，面部疣状物亦明显缩小。现：乳汁自出夜间偶发，大便改善不大，腰酸、乏力。舌胖大，淡薄，脉沉。

处方：黄芪 30g、党参 30g、炒白术 15g、茯苓 15g、甘草 5g、熟地 10g、炒当归 6g、芡实 15g、五味子 5g、覆盆子 15g、炒山药 15g、内金 15g、制首乌 15g。6 剂，水煎服，日 1 剂。

4 月 25 日三诊：药后效可。现：大便次数减少，溢乳大减，但乳汁稀薄，不够孩子吃饱。

处方：黄芪 30g、党参 20g、炒白术 10g、茯苓 15g、甘草 5g、熟地 10g、当归 5g、芡实 30g、炒山药 30g、砂仁 6g、覆盆子 15g、仙灵脾 10g、王不留 15g、制猪蹄甲（制）15g。6 剂，水煎服，日 1 剂。

5 月 1 日四诊：药后效可。现：乳汁稀薄，大便次数减少日 2～3 次，面部疣状物又缩小很多，舌淡苔薄，舌胖大，脉沉。

处方：生晒参 10g、茯苓 20g、炒白术 20g、炒山药 30g、甘草 5g、陈皮 10g、芡实 15g、覆盆子 15g、砂仁 5g、黄芪 20g、桔梗 5g、升麻 5g。6 剂，水煎服，日 1 剂。

5 月 7 日五诊：药后效可。现：泌乳可，孩子基本能吃饱，大便偏稀，日 1～3 次，余可，面部疣状物进一步缩小，舌淡苔薄，边有齿痕，脉沉。

处方：生晒参 10g、茯苓 20g、炒白术 20g、炒山药 30g、炙甘草 5g、芡实 15g、覆盆子 15g、黄芪 20g、桔梗 5g、升麻 5g、葛根 15g、防风 6g、仙灵脾 10g。6 剂，水煎服，日 1 剂。

按： 乳泣又称为溢乳症、乳汁自出症，是指妇人产后未经婴儿吸吮而乳汁自行流出，甚至终日不断。一般临床可见有气虚和肝郁热两种情况，而以气虚为多见。一般气虚所致者：乳房不胀，面色淡白，气短神疲，心悸头晕，手足发凉，脉多缓弱；肝郁热所致者：乳房胀痛，面色潮红，头昏胁胀，烦躁便秘，脉多弦数。其病机是因气虚不摄，或郁热逼迫，而致乳汁外溢。

病例 1，是单纯的气血虚弱，所以处方用大剂量八珍汤稍佐小剂量消导、疏通之品，二诊病即愈。

病例2，除乳汁自出外，伴发大便溏、次数多，该患者平素经常到门诊就诊调理身体，属偏于脾肾虚的体质状态，此次生产后，气血亏弱，导致脾肾更虚，无以温养，而乳汁自出、大便溏稀，处方用八珍汤补益气血又加入芡实、五味子、覆盆子、炒山药等补肾敛涩之品，服药后乳汁自出好转，而大便情况依旧，又随症加入葛根、升麻、防风、桔梗等升提、驱风之品而收效。且此例最为不可思议之处还在于，患者右侧面腮部的疣状物，亦随服药而缩小、萎缩。这应该是患者脾肾虚，水湿偏胜，类似于天时闷热、潮湿所生长的菌类之物，随着补脾、温肾药物的服用，脾肾虚、水湿之体质亦得到加强和改善，此类疣状物的生长环境，就会发生根本改变，从而不能继续生常生存吧？

25. 妇科病症

（1）乳腺胀痛

某女，47岁，河北省宁晋县某村人，2012年5月30日初诊。

诉：双侧乳房胀痛，右侧为甚1年余，痛甚时，稍微衣服轻微碰触亦痛苦难忍，善太息，急躁，舌红苔薄，脉弦。

处方：瓜蒌散合疏肝药组加减。

瓜蒌15g、公英15g、红花6g、甘草6g、橘叶6g、枳壳6g、柴胡6g、元胡6g、桔梗6g、赤芍10g、制猪蹄甲15g。5剂，水煎服，日1剂。

6月4日二诊：药后效佳，乳房胀痛大减，余可，舌红苔薄，脉沉弦。

处方：瓜蒌15g、公英15g、红花6g、甘草6g、橘叶6g、枳壳6g、柴胡6g、元胡6g、桔梗6g、青皮6g、制猪蹄甲15g。5剂，水煎服，日1剂。

按： 瓜蒌散为治疗胁痛之专方，配合疏肝理气之药，可解除乳房胀痛，用公英清热解毒，制猪蹄甲炮制后，临床用于代替穿山甲，能加强疏通、穿透之作用，药后病解除。

（2）顽固性乳房结块、发炎

某女，28岁，河北省宁晋县某村人，2013年5月6日初诊。

诉：左侧乳房结块发炎半年余。患者体胖，2009年孕1产1（剖腹产），2012年欲再孕（继发不孕）曾在某中医处调治数月，未孕。半年前不明原因出现左侧乳房结块发炎，在村、县、省、市等医生处打针、输液、服中药等治疗数月仍反复发作，轻时可扪及结块，重时色红，皮热且痛，偶伴发发热，在省某医院曾诊为乳腺积乳囊肿，建议手术。数日前又曾就诊于本县某医院，给予穿刺抽脓处理，抽出物为清稀水样，亦建议手术。因4年前剖腹产切口液化不愈合而对手术有顾忌。经人介绍前来治疗，现：左乳内侧和偏上侧的深部可扪及乒乓球大小的2个结块，乳头内上方表皮一块3厘米左右的皮色深褐，咽部有痰、色白、难咳，倦怠困乏，腹部凉感，时时叹息，舌淡苔白厚腻，脉濡弦。据此辨证为：痰郁寒凝。治宜：化痰解郁，温化寒凝。

处方：二陈汤、阳和汤合逍遥散化裁。

青皮10g、枳壳10g、预知子15g、柴胡6g、当归15g、赤白芍各15g、鹿角片10g、麻黄5g、熟地20g、炮姜6g、甘草10g、半夏10g、橘红10g、瓜蒌15g。5剂，水煎服。

山甲消乳散，每次3g，每日2次。

5月11日二诊：服药3剂时电话告知：乳头内上侧皮色深褐部位破溃流出清稀水样物，甚是恐惧。笔者告知不必惧，这是药已生效，邪毒温化外排，佳兆也，继续服药。现：破溃处流清稀水脓样物，药后咳痰稀白、量多、易咳出，大便亦排解了数次黏冻样物，精神好转，舌苔渐薄，脉弦濡。

处方：半夏 15g、橘红 15g、甘草 10g、瓜蒌 20g、青皮 10g、白芷 3g、银花藤 30g、当归 15g、赤白芍各 15g、鹿角片 10g、麻黄 5g、熟地 30g、枳壳 10g、炮姜 10g、白蒺藜 15g。8 剂，水煎服。

山甲消乳散，每次 3g，每日 2 次。

外用拔毒祛腐生肌散药捻，敷以生肌膏，隔天换药 1 次。

5 月 21 日三诊：药后咳痰明显减少，乳房肿块明显外移，破溃处脓液减少。现：睡眠不佳，梦多，舌淡苔薄，脉沉。

处方：半夏 15g、橘红 15g、甘草 5g、茯苓 10g、瓜蒌 20g、青皮 6g、枳壳 6g、当归 15g、赤白芍各 15g、麻黄 3g、熟地 30g、鹿角片 10g、橘叶 10g、银花藤 30g、浙贝 15g。5 剂，水煎服。

山甲消乳散，每次 3g，每日 2 次。

安神解郁散，每次 3g，晚睡前服。

外用拔毒祛腐生肌散药捻，敷以生肌膏，隔天换药 1 次。

5 月 27 日四诊：诉：上诊服药 3 剂时，小腹胀痛不适，左侧甚，在本村大夫处就诊，给服西药效不佳。现：仍腹部不适，小便黄、急，余症如前。

处方：半夏 15g、橘红 15g、甘草 5g、茯苓 10g、瓜蒌 20g、青皮 10g、橘叶 10g、当归 15g、赤白芍各 15g、麻黄 3g、熟地 30g、鹿角片 12g、白花蛇舌草 20g、白茅根 15g、石苇 15g。8 剂，水煎服。

山甲消乳散，每次 3 克，每日 2 次。

外用拔毒祛腐生肌散药捻，敷以生肌膏，隔天换药 1 次。

6 月 3 日五诊：药后效佳，现：小腹不适已消，破溃处亦变浅，接近愈合，左侧尺脉沉弱，左侧腰酸。

处方：山甲消乳散，每次 3 克，日 2 次。

肾元 1 号，每次 2 克，日 2 次。

外用拔毒祛腐生肌散药捻，敷以生肌膏，隔天换药 1 次。

6月12日六诊：腰酸基本消，溃口愈合，取下药巩固疗效，愈。

山甲消乳散，每次3克，日2次。

肾元1号，每次2克，日2次。患者高兴而归。

按： 治疗乳腺炎中医常用大剂量的公英、瓜蒌等加活血疏通之品是为常规，一般可取得疗效。我们临床实践认为乳头属厥阴肝经，乳房属阳明胃经。厥阴肝经多郁滞，阳明胃经多热邪。治疗应疏厥阴之郁滞，清阳明之热邪，这是常规，在这个常规的基础上，再结合中医外科的基本理论（阴证、阳证、半阴半阳证、托毒外出、化腐生肌等）辨证施治，效果良好。此例患者病情复杂，病程长，且反复发作，从中医理论来看，其时已经形成了一个邪正相持、格拒的病机状态。这时已不是常规用药所能胜任，西医大夫亦曾数次建议手术治疗，因患者拒，从而转求笔者处，此时需另辟蹊径，详细辨析当前的病机状态或可免除手术之苦。从其数天前某医院所抽吸清水样物，再结合其舌脉证状等，我们认为"痰郁寒凝"是为病机关键，治疗应该从痰、郁、寒凝入手当可取效，于是处方选二陈汤化痰，阳和汤解除寒凝，逍遥散疏解肝经郁滞合方化裁。3～5剂后即出现结块破溃，气顺、痰化、脓成外排之佳兆。结块破溃时虽患者恐惧，但是我们医者应做到心中有数，宗效不更方之旨继续用药调治，效果明显，此时患者亦信心大增。四诊时出现小腹不适等症，本村大夫曾按阑尾炎给服西药处理，效果不佳，我们判断应为尿路感染所致，加用白蛇合剂、石苇效佳，症解除。

在治疗过程中除了内服汤剂外，还给患者使用了中医外科的托毒外出、化腐生肌等外治疗法，据病人述：每次外用药后乳房肿块就有一种向外托举、抽痛的感觉，（这应就是中医外科所说的"托毒外出"的现象）这些均是佳象，亦在本病的治疗过程中起到了不可忽视的作用。总之，中医在处理这类复杂、顽固的乳腺疾病方面前人积累了丰富的经验，只要认真学习、认真总结、善于把握疾病的病机关键点，一般都能在临床中取得佳效。

（3）子宫肌瘤

某女，44岁，河北省宁晋县某村人，2012年3月9日初诊。

诉：计生站普查时怀疑子宫肌瘤，遂去县妇幼保健院进一步检查，确诊：子宫前壁肌瘤4.0cm，建议手术切除，患者惧而就诊于此处。现：小腹坠胀满，月经正常，自觉脐以下腹部胀大，稍乏力，余可，舌暗苔白，脉尺部沉涩。

处方：桂枝10g、茯苓15g、桃仁6g、丹皮6g、三棱6g、莪术6g、党参10g、鸡内金15g、刘寄奴10g、泽兰10g、香附10g、黄芪15g、血竭3g（冲服）。10剂，水煎服，日1剂。

3月19日二诊：药后效可，现：自觉小腹时时气窜感，有时偶尔微痛，胀满感稍减，余可，舌暗苔薄白，脉沉。

处方：桂枝10g、茯苓15g、桃仁6g、三棱6g、莪术6g、党参10g、鸡内金15g、刘寄奴10g、泽兰10g、香附10g、黄芪15g、穿山龙20g。10剂，水煎服，日1剂。

3月24日三诊：服药期间月经来潮，较平时量多，有血块排出，小腹痛感次数明显增多，自觉脐以下胀满感消失，自觉轻松，余可。

处方：桂枝10g、茯苓15g、桃仁6g、三棱6g、莪术6g、党参10g、鸡内金15g、刘寄奴10g、泽兰10g、香附10g、黄芪15g、穿山龙20g。10剂，水煎服，日1剂。

4月3日四诊：服药第3剂时，药下咽时即感腹部阵发性绞痛（曾打电话询问，告知此乃药至病所，勿惊，继续服药即可），后几剂腹痛逐次减轻，大约服到最后两剂时腹部舒畅，身体轻松，自行去原妇幼保健院B超复查，结果子宫正常，肌瘤消失。原方3剂，隔日1剂以善后，愈。

按：该患者自查出肌瘤后，西医又建议手术，甚惧。来笔者处咨询，告知：多年来临证经验 4.0cm 以下的子宫肌瘤，绝大多数均可服用中药使之消失。从医以来治愈者不可胜数，劝其不必忧心，安心服药即可，一般服药 1～3 个月可消除。服药 20 剂左右很多患者就会出现阵发性、轻微小腹痛或一过性绞痛（不必害怕），这时做 B 超检查会发现肌瘤有变化（缩小或增大），这就是中医所谓的"药至病所"，继续服药往往会出现月经量增大或大便色黑、次数增多几天，肌瘤亦随之消失。

此患者处方用仲景桂枝茯苓丸加减，其中莪术、三棱、鸡内金、泽兰、刘寄奴、香附破血化瘀利水，可消磨痰瘀凝结成块；黄芪、党参补气养血可防止破血药消耗损伤正气；穿山龙药性平和，近年来临证应用广泛，此药有扶正、活血、通络、强壮、调节免疫的功能，现代研究有类似非甾体抗炎药作用，但无副作用；血竭可剥离组织粘连，用于妇科内膜移位、输卵管粘连，肌瘤等症效果良好。

服药 10 剂左右即感觉小腹时时气窜，有时偶尔微痛，这是"药至病所"的一种反应，告知勿慌，继续服药。出现这种情况继续服药一般会出现阵发性小腹痛加剧，随后出现月经排出血量、血块增多，或大便色黑、次数、量等的增加。随之检查肌瘤缩小或消失。再服药数剂以善后即可痊愈，此例即是。

（4）卵巢早衰

李某，女，35 岁，2010 年 8 月 16 日初诊。

诉：自数年前出现月经不调，多方求治效不佳，后赴石家庄某医院就诊，诊为：卵巢早衰，给服激素类药物，连续服用几个月，一度月经正常，自觉效佳。后间断停药，又出现月经不调，再去就诊被告知：此病须坚持常年服药，大约服药到更年期（50 岁左右）则停药断经即可。为此患者甚为苦恼，经人介绍前来就诊，现：仍间断服用医院开的药，月经量少，周期不定，腰酸，乏力，心烦躁，肉瞤，舌淡胖、边齿痕，两尺脉沉弱。据症诊为：脾肾亏虚，天癸不足。治宜：健脾补肾，滋养天癸。

处方：党参 30g、白术 15g、茯苓 15g、甘草 10g、川断 15g、怀牛膝 15g、菟丝子 30g、补骨脂 15g、仙灵脾 10g、当归 10g、黄芪 15g、预知子 10g。20 剂，水煎服，日 1 剂。

肾元一号散剂（鹿茸、覆盆子等）2 瓶，每晨起服 2g。

9 月 10 日二诊：药后自觉精神好转，腰酸、乏力缓解，舌淡、边齿痕，脉沉弱。原方 20 剂，水煎服，日 1 剂。

9 月 30 三诊：原服用的西药已经停服 10 天左右，服中药期间，于近日月经来潮，血量较前大，自觉舒畅。

处方：党参 30g、白术 15g、茯苓 15g、甘草 10g、白扁豆 30g、陈皮 6g、川断 15g、怀牛膝 15g、菟丝子 30g、补骨脂 15g、仙灵脾 15g、预知子 10g。15 剂，水煎服，日 1 剂。

肾元一号散剂 2 瓶，每晨起服 2g。

10 月 14 日四诊：原服用西药已停 30 余天，自服用中药调理以后，自觉舒畅、良好。现：腰不适，右侧膝关节酸麻不适，右尺脉沉弱。

处方：党参 30g、白术 15g、茯苓 15g、甘草 10g、川断 15g、怀牛膝 30g、菟丝子 30g、补骨脂 15g、仙灵脾 15g、青风藤 15g、陈皮 10g、松节 6g。20 剂，水煎服，日 1 剂。

肾元一号散剂 2 瓶，每晨起服 2g。

11 月 5 日五诊：服药期间月经至，血量正常，带经已 3 天，自觉无不适。

处方：党参 30g、白术 15g、茯苓 15g、甘草 10g、川断 15g、怀牛膝 30g、菟丝子 30g、补骨脂 15g、仙灵脾 15g、青风藤 15g、陈皮 10g。10 剂，水煎服，日 1 剂。

肾元一号散剂 2 瓶，每晨起服 2g。

11 月 16 日六诊：月经已净，自觉无不适，要求配服成药巩固调理。

处方：肾元一号散剂 2 瓶，每晨起服 2g。

健脾益气散剂（参苓白术散为主化裁）4 瓶，每中、晚各服 3g。

服完后停药，曾自行去医院检查，各项指标均恢复正常。随访至今，月经正常，精力充沛，自觉无不适，愈。

按：卵巢早衰一病，现代医学认为其病因复杂，多为综合因素致病，绝大多数患者尚不清楚。临床治疗一般是激素替代疗法，效果往往不佳且有药物依赖等副作用，且常常致使病情反复无常。传统中医认为本病的发生：多是受内外环境的影响，导致肾阴阳失调而发病。"肾为先天之本"，又"五脏相移，穷必及肾"。一则，素体阴虚血少，天癸渐竭，精血衰少。二则素体虚弱，或先天遗传，或五脏相移，阳气、命门火衰弱等均可致卵巢早衰。

本例患者治疗过程中曾询问，其母亲、妹妹均患此病，看来是受遗传因素影响，根据该患者的临床表现，诊断为脾肾亏虚，天癸不足。按照健脾补肾，滋养天癸之原则组方，药选党参、白术、茯苓、甘草乃四君子汤，为补脾益气之祖方；川断、怀牛膝、菟丝子、补骨脂、仙灵脾为我们常用补肾精之药组，以此健脾补肾组方随证化裁，服药 4 个月而终获痊愈，停服一切药物，恢复正常月经至今，各项激素检查正常，愈。

（5）月经提前

李某，女，42 岁，河北省宁晋县某村人，2012 年 7 月 4 日初诊。

诉：月经失调，数月来每次都提前 15 天左右，体质瘦弱，素体屠弱，体重仅 40 公斤，平素食欲不佳，不欲食，寐差，小便可，大便少而不畅，乏力，精神差，皮肤无光泽、黯淡。舌淡苔薄，脉沉弱，尺脉不足。

处方：新加四物汤合二至丸加味。

生地 30g、熟地 30g、当归 30g、川芎 10g、赤芍 15g、白芍 15g、益母草 30g、鸡血藤 30g、旱莲草 15g、女贞子 15g、制首乌 15g、寄生 15g、菟丝子 30g、焦三仙各 10g。15 剂，水煎服，日 1 剂。

7 月 19 日二诊：药后效可，按平时月经提前的日期，近日月经该至而未至。现：自觉平稳，精神好转，饮食增加，余可，舌红苔薄，脉沉弱。

处方：生地 30g、熟地 30g、当归 30g、川芎 10g、赤芍 15g、白芍 15g、益母草 30g、鸡血藤 30g、旱莲草 15g、女贞子 15g、制首乌 15g、寄生 15g、菟丝子 30g、焦三仙各 10g。5 剂，水煎服，日 1 剂。

7 月 24 日三诊：服药期间于 22 日月经至，提前 6 天，自觉舒畅，自认为效果已出现。

处方：新加四物汤合补肾药组加减。

生地 30g、熟地 30g、当归 30g、川芎 10g、赤芍 15g、白芍 15g、益母草 30g、鸡血藤 30g、仙灵脾 10g、女贞子 15g、制首乌 15g、寄生 15g、菟丝子 30g、焦三仙各 10g。10 剂，水煎服，日 1 剂。

8 月 3 日四诊：药后效佳，自觉精神好，面色红润，饮食大增，欲再服药继续调理。

处方：新加四物汤合补肾药组加减。

生地 30g、熟地 30g、当归 30g、川芎 10g、赤芍 15g、白芍 15g、益母草 30g、鸡血藤 30g、仙灵脾 10g、女贞子 15g、制首乌 15g、寄生 15g、菟丝子 30g、焦三仙各 10g。20 剂，水煎服，日 1 剂。愈。

按：新加四物汤为四物汤赤白芍、生熟地同用，加益母草、鸡血藤组成，养血清热不助火，更加适合当今女性体质状态。合二至丸滋阴，加补肾药组则肾阴阳双补，用药后食欲增，症状减，效果佳。

26. 扁平疣

（1）张某，女，27 岁，河北省宁晋县某村人，2011 年 8 月 7 日初诊。

诉：面部扁平疣 1 年余。1 年前在左眼上方处，发现数个高出皮肤的赘生物。即到本村医生处就诊，被告知是扁平疣。因在面部影响形象，遂赴省城石家庄某省级医院亦诊为扁平疣，给予中西药物内服、外用，治疗效果不佳。先后又就诊于 3 家医院继续治疗，不但效果不佳，且逐渐加重。经本村医生推荐找笔者诊治，现：扁平疣布满面部，有向颈部发展之势，左侧为多、为重。二便调、纳寐可，舌淡苔薄白，脉沉。

处方：紫草 15g、白茅根 15g、黄芩 10g、青皮 10g、红花 3g、佩兰 10g、制首乌 15g、薏米 30g、桑叶 10g、白芷 3g、白附子 3g、柴胡 5g。5 剂，水煎，分早晚分服，日 1 剂。

8 月 12 日二诊：药后疣体微刺痒、泛红，余可。原方 10 剂。

8 月 22 日三诊：诉：药后刚开始刺痒、疣体泛红加重，数天后疣体萎缩、开始脱落。现：疣体全部脱落，留有淡褐色痕迹，余可。

处方：紫草 10g、白茅根 15g、黄芩 6g、青皮 6g、红花 3g、佩兰 6g、制首乌 15g、薏米 50g、桑叶 10g、白芷 3g、白附子 3g、柴胡 3g。5 剂，水煎 2 次分早晚分服，日 1 剂。服后痊愈，面部皮肤白皙、干净，随访至今未再复发。

（2）某男，26 岁，河北省宁晋县某村人，2011 年 8 月 27 日初诊。

诉：右侧面部及手臂成片分布扁平疣 5 年余。曾多方诊治效不佳，一度放弃治疗。经病例一患者（在同一单位工作）治愈后介绍来诊。余无不适。

处方：紫草 15g、白茅根 15g、黄芩 6g、红花 5g、青皮 10g、佩兰 10g、制首乌 15g、桑叶 15g、薏米 50g、白芷 5g、白附子 3g、柴胡 6g。10 剂，水煎，分早晚温服。

9 月 8 日二诊：药后症减，疣体变平、发暗、脱皮，余可。原方加白蒺藜 15g，10 剂，水煎 2 次，分早晚温服。

9 月 20 日三诊：药后疣体全部脱落。现：遗留淡褐色痕迹，余无不适。

处方：皮康灵 2 瓶，每服 3 克，日服 3 次。以善后，随访至今皮肤白皙、干净，没有再复发，愈。

（3）王某，女，40 岁，河北省宁晋县某村人，2011 年 11 月 29 日初诊。

诉：面部、手臂扁平疣 3 年余。3 年前在右手前臂外侧发现一赘生物，后逐步长大且引发身体其他部位也有生长，始就医，诊为扁平疣。后虽经多方诊治，但是不能控制其发展，现：手臂的母疣有"花生米"大小，周围散在分布小的疣体，面部散在分布，前额为甚。腰不适酸痛，小腹凉，月经量少，纳可寐安，二便调，舌红苔薄白，脉尺部沉弱。

处方：紫草 15g、白茅根 15g、黄芩 6g、制首乌 30g、红花 6g、佩兰 10g、青皮 10g、薏米 50g、白芷 10g、白附子 3g、桑叶 15g、柴胡 10g、白蒺藜 15g。10 剂，水煎，分早晚温服。

12 月 9 日二诊：药后疣体全部发红，发胀，个别疣体脱屑，腰酸略改善，近日因家务事心情不佳，舌红苔薄白，脉沉弦。

处方：紫草 15g、白茅根 15g、黄芩 6g、制首乌 30g、红花 6g、佩兰 10g、青皮 10g、白芷 10g、白附子 3g、白蒺藜 15g、薏米 60g、柴胡 10g、预知子 15g。10 剂，水煎，分早晚温服。日 1 剂。

12 月 19 日三诊：药后进一步好转，现疣体部分发红，部分已萎缩、脱落，余可。

处方：紫草 15g、白茅根 15g、黄芩 10g、制首乌 20g、红花 6g、佩兰 10g、青皮 10g、白芷 10g、白蒺藜 15g、薏米 60g、桑叶 10、柴胡 10g。10 剂，水煎 2 次，分早晚温服。日 1 剂。

12 月 29 日四诊：服完上药，手臂母疣脱落，随之其余的亦迅速萎缩脱落，现：个别部位遗留有淡褐色痕迹。余无不适。原方再取药 5 剂以善后。追访至今无复发，愈。

按：以上 3 例患者均为扁平疣，此症诊断相对简单，发于面部影响形象者，就诊积极性一般很高，西医认为本病是病毒感染所致，但在治疗时往往疗效欠佳。甚至有部分患者在治疗过程中有越治越重之祸。此 3 例患者患病后都曾就诊于数家医疗机构，尤其是病例一曾经就诊于数家省级医院，外用、内服药物数月欲年，结果越治越重，有爆发之势，尤其是青年女性发于面部，其郁闷、苦恼可想而知。

我们临证运用中医药，针对此病的病因病机结合发病部位，运用赵振兴老中医创立的治疗皮肤病之基础方"五颜六色汤"临证加味治疗此病取得了显著疗效，一般服药 1 个月即可收功，且很少有再复发者。此方的基本药物组成为：紫草、何首乌、白茅根等组成，本方是赵老根据中医"五色入五脏"、"天人合一"等理论，结合太阳七色光普的照射对人体和万物的影响作用，而引入到临床中，再结合传统中药理论精选数味不同颜色的药物组成方剂，临床可作为各种皮肤病的基础方加味运用，疗效卓著。我们临证治疗扁平疣一般运用本方加大剂量薏米，再结合患者的发病部位，加用相应的引经药，往往都能取得良好的疗效。上述几则病案就是具体的临床运用，与诸同道共勉。

27. 荨麻疹

（1）张某，男，23 岁，河北省宁晋县某村人，2012 年 8 月 21 日初诊。

诉：全身起红斑、痒1年余，诊为荨麻疹。曾多方就诊，打针、输液、服药效果不佳。现：近日加重，每傍晚全身起红斑、瘙痒，抓至半夜痒渐止而能入睡，服用西药抗过敏药能略微减轻。刻下：昨晚服药后，红斑大部分已消退，只剩余部分抓痕，仍略瘙痒，口干，腹胀，不欲食，倦怠、乏力，舌苔白厚而腻，脉细数。

处方：苍术6g、厚朴6g、陈皮6g、甘草6g、紫草10g、黄芩10g、制首乌10g、佩兰10g、青皮10g、红花5g、白茅根15g、天花粉15g、苍耳子10g、白蒺藜15g、赤芍15g。5剂，水煎服，日1剂。

8月26日二诊：药后效佳。现：只是轻微起红斑，即很快消退，瘙痒基本已无，口干、腹胀减轻，舌苔渐薄，脉细。

处方：苍术6g、厚朴6g、陈皮6g、甘草6g、紫草10g、黄芩10g、制首乌10g、佩兰10g、青皮10g、红花5g、白茅根15g、天花粉15g、苍耳子10g、白蒺藜15g、栀子10g。3剂，水煎服，日1剂。

8月29日三诊：药后效佳。现：已基本不再起红斑、瘙痒，自觉浑身轻松，饮食如常，舌红苔薄，脉沉。

处方：苍术6g、厚朴6g、陈皮6g、甘草6g、紫草10g、黄芩10g、制首乌10g、佩兰10g、青皮10g、红花5g、白茅根15g、苍耳子10g、白蒺藜15g、生地10g。3剂，水煎服，日1剂。服后遂愈。

（2）王某，男，21岁，2012年8月3日初诊。

诉：反复发作的荨麻疹七八年。现：荨麻疹反复发作，发作时痒甚，头晕痛，畏风冷，舌红苔薄，右寸脉沉弱，余可。

处方：紫草10g、白茅根15g、黄芩6g、制首乌15g、佩兰10g、青皮10g、红花6g、女贞子10g、徐长卿10g、乌梅10g、黄芪15g、防风5g、白术10g、白芷5g、甘草6g。5剂，水煎服，日1剂。

8月8日二诊：药后效佳，头晕消失，服药期间荨麻疹仅轻微发作一次，即很快消退，余可，舌红苔薄，脉沉。

处方：紫草10g、白茅根15g、黄芩16g、制首乌15g、佩兰10g、青皮10g、红花5g、女贞子10g、徐长卿10g、乌梅10g、黄芪15g、防风5g、白术10g、甘草6g、五味子6g。5剂，水煎服，日1剂。

按：病例1患者，已患病1年余，曾在多处就诊效果不佳，服用多种抗过敏西药，虽偶有一时之效，但总是不稳定，反复发作，痛苦莫名，以致影响生活、工作。此次是经人介绍而来就诊，时有一位同行亦在笔者门诊串门、聊天，当时，患者一进门就能明显看出其倦怠的面色、面容，就座后，笔者让其伸舌一眼望去，心中便有了"平胃散"的体质状态的病象。谓聊天同行说：此患者乃平胃散证体质而并发于皮肤之病态，当取"平胃散"为主方治疗可愈。于是处方平胃散调理其体质状态，合皮肤病基本方五颜六色汤，由于其以红斑、瘙痒为主症，故再加入苍耳子、白蒺藜以止痒，加天花粉生津以止口渴，随症加入或赤芍，或栀子，或生地，以清热凉血消除红斑。药症相对，起效迅速，服用10余剂即使疾病解除，后又多次随访不再发作。

病例2患病时间更长，且头晕、畏风冷，右寸部脉沉弱，可以认为是上焦气虚，皮肤卫外功能虚弱这么一个病象，方用五颜六色汤合玉屏风散，由于发作时痒甚，再加抗过敏药组：乌梅、徐长卿、女贞子、五味子、甘草，加白芷以解除头晕痛。诸方药合用，方证对应，疾病亦很快解除。

28. 带状疱疹

（1）赵某，女，29岁，河北省宁晋县某村人，2012年4月6日初诊。

诉：左侧胸胁部疼痛、起红色疱疹1周。现：疱疹明亮，部分破溃、流水，疼痛难忍，舌淡苔薄，舌边齿痕，脉沉。

处方：小柴胡汤、瓜蒌散、白蛇合剂三合一方加减。

柴胡12g、黄芩10g、半夏6g、党参10g、甘草5g、瓜蒌15g、红花5g、白花蛇舌草30g、白茅根20g、赤芍20g、大青叶15g、元胡10g。4剂，水煎服，日1剂。

外用方：雄黄、白矾、青黛各等分，研末，麻油调，外用。

4月10日二诊：药后效佳。现：疱疹已干瘪、结痂，疼痛已不甚，腹胀，乏力，腰酸，舌淡胖大，边齿痕，脉沉。

处方：瓜蒌散、四君子、白蛇合剂、肾四味合方加减。

红花10g、瓜蒌15g、柴胡10g、甘草5g、元胡10g、党参10g、白术15g、茯苓15g、黄芩3g、白花蛇舌草30g、白茅根15g、赤芍15g、川断10g、覆盆子10g、巴戟天10g、仙灵脾10g。5剂，水煎服，日1剂。

按：小柴胡汤合瓜蒌散、白蛇合剂为笔者临床常用治疗带状疱疹的组合方剂，效佳。一诊加入大青叶、元胡者以加强其解毒、止痛之功；取效后二诊加入四君、肾四味以增强体质状态。

（2）郭某，女，63岁，河北省宁晋县城关镇人，2012年9月24日诊。

诉：左侧胁、肩、腋下疱疹，疼痛1周余，曾在县医院诊为：带状疱疹，服药治疗效果不佳。现：疱疹明亮，部分破溃、流水，疼痛难忍，心烦，口干，咽部有痰，舌淡苔厚，脉沉。

处方：瓜蒌散加味。

瓜蒌30g、红花10g、甘草10g、川楝子6g、柴胡6g、赤芍10g、大青叶20g、竹茹10g、浙贝10g、桑叶10g、虎杖10g、元胡10g。3剂，水煎服，日1剂。

9月27日二诊：药后效佳。现：疱疹大部分已结痂，疼痛、心烦大减，大便偏稀，日 1～2 次，舌淡苔薄，脉沉。原方 3 剂继服。

9 月 30 日三诊：药后已基本痊愈，结痂大部分亦脱落，疱疹部位稍有不适感，已不疼痛，要求服药巩固。

处方：瓜蒌散加味。

瓜蒌 10g、红花 10g、甘草 10g、川楝子 6g、柴胡 6g、赤芍 10g、大青叶 20g、竹茹 10g、浙贝 10g、桑叶 10g、虎杖 10g、元胡 10g。3 剂，水煎服，日 1 剂。服后遂愈。

按：此患者热象明显，需加大清热之力，加大青叶、虎杖；加竹茹、贝母、桑叶以祛咽部之痰；川楝子、柴胡即可清肝热，又可引药至胸胁部；元胡止痛。

29. 大面积红斑

某女，19 岁，2013 年 3 月 20 日初诊。

诉：半月前被摩托车排气管烫伤左小腿中段外侧，约鸡蛋大一块。经某医用中药验方膏药外贴，数日后烫伤将愈时，突然在左腿外侧以烫伤部位为中心起大面积红斑，微瘙痒，略肿胀。后又延请数医均以为是烫伤膏药过敏，治之乏效，且红斑面积扩大，上及大腿外侧根部，下至足踝。又输液 7 天（用药不详）治疗，红斑不但不减轻，面积又进一步扩大，更增不欲食、嗜卧、懒动等症，家长甚恐惧。

刻诊：整条左腿外侧从脚踝至大腿根部满布红斑，略高出皮肤，微痒，有肿胀感，身体其他部位也出现散在性的红斑及疹。头晕乏力、口黏、大便黏滞不爽，腹胀不欲食、欲躺欲卧。舌苔厚腻微黄，脉濡。据此中医辨证为：湿热郁阻于内，日久化毒外发。治宜：化湿浊，解郁毒。处方如下：

龙胆草 6g、黄芩 10g、蒲公英 15g、苦参 10g、藿香 15g、石菖蒲 10g、川芎 10g、白芷 10g、土茯苓 10g、冬瓜子 15g、生姜 5 片。2 剂，水煎，早晚 2 次温服。2 天后复诊，患者乏力大减，饮食正常，红斑已减，精神状态良好。又服 2 剂后红斑已基本消失，余症亦除，其母恐复发又服 2 剂药以巩固。

按：患者为一青年女性，在纺纱厂工作 4 年余，据了解纺纱厂为了在纺纱时使纱线不断，需要经常在地上洒水以保持环境潮湿，故患者常年在潮湿环境中形成湿困体质，湿浊困阻脾胃，日久化热化毒。这次湿热浊毒发作时正赶上用烫伤药以后，延医多人（大多为西医）都从用烫伤药过敏论治，故乏效。据其脉证，从湿热郁毒论治，用自拟龙胆化湿解毒汤（散）。笔者经常用该方治疗湿热浊毒郁阻导致的皮肤病变，疗效明显。方中龙胆草、黄芩味苦性寒、清热燥湿；藿香、菖蒲芳香化浊、醒脾祛湿；土茯苓、冬瓜子淡渗利湿兼能解毒；川芎、白芷辛香燥湿，又有止痛痒、消肿胀之功；蒲公英、苦参清热除湿、解毒止痒。诸药相伍为用，具有祛湿化浊、解毒止痒之功效，服药 4 剂即告痊愈。

30. 中医药治愈肝硬化

刘某，女，61 岁，河北省宁晋县某村人，2005 年 8 月 5 日来诊。

诉：6 年前该患者患脂肪肝、胆囊炎（河北省第四医院确诊）诊治于笔者处，临床痊愈。自去年 6 月份自觉乏力、消瘦、腹胀、上脘横逆、两胁攻撑、时嗳气则舒，至今年 6 月份以后上症加重。7 月份去县医院诊治，B 超示：肝硬化、脾肿大、胆囊炎。县医院某医处方中西药连进 20 余日症不但不减，且更加食欲不振，有时竟整天卧床不起，现邀笔者诊治。

刻症：面色黯滞，症如上述，口咸黏腻，胃脘不舒，食欲极差，畏寒，腰酸。舌苔白腻，脉沉弦。据上症辨为：肝强脾弱、兼肾虚。

处方：白芍 45g、生麦芽 50g、炒麦芽 50g、甘草 10g、鳖甲 30g、太子参 15g、枸杞子 15g、麦冬 15g、半夏 15g、干姜 20g、牡蛎 30g、丹参 30g、郁金 15g、青皮 15g、杜仲 15g、鸡内金 15g。日 1 剂，水煎，分 2 次温服。

9 月 6 日二诊：诉上方加减服用 1 个月诸症大减，胃纳大开，腹已不胀。自觉浑身舒爽。复查 B 超示：肝实质变，脾缩小，胆囊炎。

处方：柴胡 10g、黄芩 10g、半夏 15g、太子参 20g、郁金 15g、莪术 15g、三棱 15g、牡蛎 30g、生麦芽 40g、杜仲 15g、鳖甲 30g、苍术 15g、青皮 15g、茯苓 20g、生姜 3 片。日 1 剂，水煎，分 2 次温服。

10 月 6 日三诊：诉当服上方 15 剂时，出现头眩晕，口微干，两颊微烘热等症。当时患者能耐受，不是太在意。继续服药至 30 剂，复查 B 超示：肝未明显变化，脾、胆均缩小趋于正常。

处方：太子参 15g、茯苓 20g、白术 20g、甘草 10g、楮实子 15g、杜仲 15g、巴戟天 10g、柴胡 10g、黄芩 20g、鳖甲 30g、生麦芽 30g、三棱 10g、莪术 10g、滑石 30g、山楂 20g。日 1 剂，水煎，分 2 次温服。

10 月 11 日四诊：诉服第 1、2 剂药后自觉腹内翻滚不适，随后即腰酸困如折，自觉有热气上攻，两颊红，烦热，头晕。至下午逐渐加重，夜间则烦热不能入睡。口干渴，饮水量多。舌两边红、苔微黄腻，脉弦细。一派阳热上升之象。于是上方减柴胡、杜仲、巴戟天，加白芍、枸杞、麦冬，并于每天下午 3：00 左右服六味地黄丸 9g。

10 月 20 日五诊：诸症（阴亏阳亢）平复，自觉舒爽。

处方：白芍 45g、生炒麦芽各 50g、甘草 10g、鳖甲 30g、半夏 15g、牡蛎 30g、郁金 30g、鸡内金 15g、滑石 30g、麦冬 15g、砂仁 10g、枳壳 20g、三棱 5g、莪术 5g、姜黄 10g。日 1 剂，水煎，分 2 次温服。

2006 年 4 月 23 日六诊：诉服上方至 2006 年 4 月份自觉已

无所苦，能参加田间劳动，诸症消失。B超检查示：肝无坏的变化略缩小，实质变，脾胆未见异常。患者甚喜。

处方：白芍 30g、生麦芽各 50g、甘草 10g、鳖甲 30g、牡蛎 30g、郁金 20g、鸡内金 15g、砂仁 10g、枳壳 30g、半夏 10g、三棱 3g、莪术 3g、姜黄 10g、麦冬 15g。嘱患者隔日或 2～3 天服药 1 剂，以巩固疗效。其间患者又自行做 B 超检查 2 次均示：胆、脾已正常，肝缩小实质变。

继续服上方药至 2006 年 9 月份停药。于 9 月 15 日其子带其到县医院复查。西医检查结果均正常。B 超示：肝胆脾未见异常，肝功能示：正常。至此患者欣喜异常。而县医院原接诊医师及 B 超医师（因常去做已非常熟悉）不相信肝硬化能治愈，患者之子又回家取来在县医院初诊时检查的 B 超、肝功等检查单让他们对比过目后，他们啧啧称奇，将信将疑而散去。患者之子带其母高兴而归。

按：本患者年轻时曾患急性甲型肝炎，中年又患脂肪肝，6 年后又感不适，县医院诊断为肝硬化，西医治疗 20 余日症不但不减，且更加食欲不振，几不能进食。有时还整天卧床不起，及至笔者处。据中医理法辨为肝强脾弱兼肾虚。药用白芍、生炒麦芽、甘草、郁金、青皮舒肝柔肝；鳖甲、枸杞子、麦冬、杜仲、牡蛎滋阴补肾壮腰膝；半夏、干姜、太子参、鸡内金调和脾胃、增食欲；丹参一味养血活血，共凑疏肝健脾、滋肾软坚，养血活血之效，服药 1 个月诸症大减。后因恐滋阴助湿影响运化而改剂为疏肝健脾燥湿补肾之法，疏肝药用柴胡 10g，且减去了炒麦芽。服药至 15 剂已现阴伤、阳升之迹象。当时本该减去柴胡加用滋阴敛阴之药味，病者未诉其所苦，医者亦未详细诊查（戒之、戒之）。服药至第 3 个月，前 5 剂仍用柴胡并加强了补气健脾温肾之药味，结果服药后出现明显伤阴升阳之病象，这时减去柴胡及温肾之药，加枸杞、白芍等药，并加服六味地黄丸 5 天后诸症平复，后又依法调治。

用疏肝、散结、益阴之剂，药用白芍、生炒麦芽、甘草、鳖甲、牡蛎、麦冬、枳壳柔肝舒肝；砂仁、鸡内金、郁金健脾胃、增食欲；半夏、三棱、莪术、姜黄活血散结怕伤正气而小其量。加减出入又服药约 1 年终告痊愈。

笔者在多年临症中治疗肝硬化多例，有如此疗效者尚属首例。考，该患者能治愈之因。笔者认为：①该患者 6 年前曾因脂肪肝在此处服用过中药且疗效很好，所以对中医药治病特别信任，即使在服药过程当中出现这样、那样的不适反应亦能够坚持服药。②该患者为农民经济条件所限，平素用药（尤其是贵重药）很少，对中药的敏感性高，只要药中肯綮，疗效是很稳定的。③该患者不识字，思想单纯，没有过多的情致负担及顾虑能够安心治疗。

31. 肝郁

李某，女，26 岁，河北省宁晋县城经商户，2012 年 4 月 25 日初诊。

诉：因家事纠纷，10 余天来心下发堵，胸闷、烦躁，太息，口干，舌淡苔薄，脉弦。

处方：牛蒡沙参汤合疏肝药组加减。

沙参 30g、荆芥 6g、牛蒡子 10g、青皮 6g、枳壳 6g、桔梗 6g、陈皮 6g、当归 20g、柴胡 6g、薄荷 6g、预知子 10g。3 剂，水煎服，日 1 剂。服后愈。

32. 梅核气

刘某，女，41 岁，河北省宁晋县某村人，2012 年 7 月 28 日初诊。

诉：咽部异物感半年余，曾多方诊查、治疗，效果不佳。现：咽部异物感明显，发堵。查见咽后壁有小结节突起，右侧咽部有一花生大小的肿胀，舌淡苔微腻，脉沉弦。

处方：半夏厚朴汤合喉科六味汤加减。

半夏 6g、厚朴 6g、桔梗 6g、苏梗 6g、茯苓 10g、牛蒡子 10g、荆芥 6g、防风 6g、甘草 6g、薄荷 6g、浙贝 10g、僵蚕 6g、连翘 10g、夏枯草 15g、元参 10g。5 剂，水煎服，日 1 剂。

8 月 2 日二诊：药后效佳，咽堵明显减轻，右侧肿胀物明显缩小，咽部自觉清亮，余可。原方服 5 剂。

8 月 8 日三诊：药后效佳。现：咽堵消失，右侧咽部肿胀物仅有绿豆大小。效不更方，原方 5 剂，服后愈。

按：梅核气一病，中医临床多用仲景的"半夏厚朴汤治疗"，证之临床有效、有不效者。我们临证中常取喉科六味汤合方加减，效佳。本例因咽后壁有小结节突起，加浙贝、僵蚕、连翘、夏枯草、元参疏风散结、解毒，服药仅 15 剂即愈。

33. 中医药治愈精液过敏

某女，28 岁，2005 年 6 月 29 日初诊。

诉：性生活后小腹胀痛，浑身红斑团块刺痒、恶心呕吐、腹泻、微气短 6 年余，加重半年。患者于 1999 年刚怀孕时，性生活后下腹胀痛不适，随即腹泻、恶心，以为是妊娠反应，未在意。及至 2000 年生育之后上述过敏症状时时发生。曾在县医院诊为"精液过敏症"，给予西药抗过敏治疗。一度缓解。半年后又复发，先后又赴石家庄等地数所大医院诊治，亦是治不理想。至最近半年来，几乎每次性生活后，即发生上述过敏症状服用抗过敏药乏效，且有加重之势。红斑、团块刺痒延及全身，持续约 1 天时间诸症逐渐缓解，遗留腰酸胀 1~2 日后才能缓解。

至今日发作，笔者用针刺双侧曲池、足三里、内关约 20 分钟后诸症缓解。患者及家属恳为治疗，细察之：舌脉无异常，患者平素月经后期 10 余日，但规律。刻下又遗留腰酸胀，别无它证，如常人。

处方：乌梅 10g、防风 10g、银柴胡 10g、五味子 10g、白芍 20g、甘草 10g、丹参 30g、丹皮 30g、枸杞子 15g、当归 6g、补骨脂 15g、菟丝子 15g、淫羊藿 15g。7 剂，水煎服。日 1 剂，分 2 次服。

服上方后自感效果很好。约服至 7 月 30 日又发作一次，但症状较前轻微，仍如前针刺之后很快缓解。综效不更方，继续如前方药加减服至 8 月 30 日，嘱改为隔日服药 1 剂，服药至 9 月 30 日停药。随访至今一切正常。

按：该病临床少见，本例患者刚结婚时正常，继发于怀孕、生育之后。说明是妇女怀孕、生育过程中体内激素、内分泌等受到某些因素影响所致。开始时症状并不太严重，服用扑尔敏、息斯敏等药有效，以后则效果不理想。又往返于县、省数所医院诊治数年仍然治疗效果不佳。可见本病之缠绵顽固。

约笔者诊治，用中药内服以治本，发作时用针刺控制症状以治标。整个治疗过程中没有再使用西药抗过敏。曲池、内关、足三里这三穴配合辅以补泻手法，临证用于过敏性疾病的急性发作阶段，控制症状效果良好。本例患者在治疗过程中有 3 次发作均用针刺方法在 20 分钟内使症状缓解。

乌梅、防风、五味子、银柴胡乃著名中医祝谌予所创之"过敏煎"，临床用于各种过敏症效果良好。但本例患者病程数年，且逐渐加重，据"腰酸胀 1～2 日才缓解，及红斑、刺痒、腹胀加重"等症。说明"病久及肾，病久入络"。故在"过敏煎"方的基础上加入山西名老中医李可所用之"肾四味"（枸杞子、菟丝子、补骨脂、淫羊藿）以补肾，又加入仲景"芍药甘草汤"及丹参、当归缓急活血之品。诸方药配伍，共同发挥抗过敏、补肾、活血缓急之功效。服药 70 余剂病才得以解除，且在服药治疗期间又有二三次较轻微的反复，亦证该病之顽固缠绵。

34. 疏肝解郁法治愈阳痿

某男，42 岁，河北省宁晋县某村人，在当地某工厂工作（力气活），2010 年 3 月 13 日初诊。

诉：患阳痿 1 年余。1 年前因家务纠纷而心情郁闷、烦恼，进而影响睡眠，后出现阳痿，曾自购补肾壮阳之品服用乏效，后又多方诊治，亦无效。经人介绍找来诊治，刻下：阳痿依然，诊脉寸沉弱、左关弦重按空豁无力，舌苔薄微黄，常感乏力，偶气短、心情烦躁、口干。综上脉证：认为此症非肾虚所致，乃由于情志不畅，日久气伤血耗、化火生热，使宗筋失养而不举。治疗宜：疏肝解郁，养血清热。方选加味逍遥散化裁。

处方：柴胡 10g、当归 15g、赤白芍各 15g、枳壳 10g、青皮 10g、甘草 6g、丹皮 10g、栀子 10g、竹茹 10g、预知子 10g、合欢皮 10g、川断 10g。5 剂，水煎，分早晚温服。补心肺丸（成分：补肺汤加远志制成）每次 6g，每天 2 次。

3 月 18 日二诊：服药 5 天，勃起现象大为好转，诸症亦大减。诊脉右寸弱，气短仍有一些。处方：原方去丹皮、栀子，加党参 15g、茯苓 10g、白术 15g。5 剂，水煎，分早晚温服。继续配服补心肺丸每次 6g，每天 2 次。再给药：逍遥丸、补心肺丸 2 周剂量，减小剂量联合服用以巩固，服后遂愈。

按：阳痿乃男子之隐疾，男子以肾为先天，肾主藏精，主生殖，常规多以肾虚论治。此例患者之初的治疗过程即是，曾自购或请他医开处很多以补肾为主的方药，终因药不对症而无效。

肝肾同居下焦，为母子之脏，肝主藏血、主筋；肾藏精、主生殖，二脏互为体用，生理上相互关联，病理上相互影响。阴器乃肝之宗筋所会，靠精血以滋养，精血足则宗筋强，精血虚则宗筋弛缓不用。肝又主疏泄，凡五脏之气均需肝之疏泄方能正常，肾精亦然。若情志不畅，必然使肝的疏泄、身体气机运行受阻，日久则气伤血耗，使宗筋失养而不举。从此例患者的临床表现分析即是情志不遂，肝经郁滞日久而耗伤气血，从其舌苔薄微黄、心情烦躁、口干来看还有化热之象。又足厥阴肝经入阴毛、绕阴器至小腹。这也说明阴器络属肝经，从肝论治阳痿亦是一途。

丹栀逍遥散俱疏解肝郁，兼有清郁热之功。预知子、合欢皮、竹茹相配，可愉悦性情、清心安神、除烦；川断即可补肝肾，又能行血脉，如此配伍则即可疏肝解郁、清心除烦，又可补而不滞。配服补心肺丸者，是因其寸脉沉弱、上焦气虚然。如此配伍用药则可补而不滞，疏而不破、清而不寒，服后果愈。

35. 人参白虎汤加味治愈滑精

某男，28岁，河北省宁晋县某村人，2006年4月4日初诊。

诉：滑精，阴茎勃起不坚1年余，近2个月来加重。1年前患者不明原因出现滑精现象，始未在意。后又出现阴茎勃起不坚，小便白浊等症。乃去药店自购壮阳、固精等药服用。服用后效不显，迁延至今。治于余处。

刻诊：滑精严重，稍一活动，或因内裤碰触阴茎即滑精。且阴茎不能勃起，小便后有白浊物流出，口干渴，心烦躁，乏力，稍活动即身汗出，大便黏滞，脉象洪大重按则虚，舌苔白干，中心微剥。据上症辨为：津气两伤，稍显湿滞。治宜：清热生津，固精，稍佐燥湿。方选人参白虎汤加味。

处方：生石膏60g、知母30g、甘草10g、党参30g、山药50g、苍术10g、金樱子10g、五味子6g、山茱萸15g。3剂，水煎，分早晚2次温服。

4月7日二诊：服药3剂，症大减。综效不更方，原方再进 3 剂。

4月12日三诊：又进3剂，滑精愈。刻下：阴茎勃起不坚，口干渴，易汗出。舌苔仍白干，脉象已平和。

处方：生石膏 30g、知母 20g、甘草 10g、党参 50g、山药 50g、枸杞子 15g、菟丝子 15g、补骨脂 15g、淫羊藿 15g。5剂，水煎，分早晚 2 次温服。

4月18日四诊：服上方后阴茎勃起程度稍好。综效不更方，原方继服 15 剂而症大减。

5月18日来诊：自服药以来诸症均已消失，唯遗精、早泄现象还是偶尔发生。于是处方以莲须 15g、淫羊藿 15g，置保温瓶中加滚开水半瓶浸泡 1 小时余。代茶饮，为 1 日量。连服 20 余日。愈。

按：滑精、早泄、阳痿传统从肾虚辨治为其常，然本例患者滑精严重，曾自购补肾固精等药而效果不佳，临床见症亦无肾虚之候。从其临证、舌脉表现来看，一派热伤津亏湿滞之象，处方用人参白虎汤加苍术以清热生津燥湿；金樱子、五味子、山萸肉固精生津。药后效果颇佳，后以莲子须、淫羊藿泡水常服以善后，而告痊愈。

36. 腮腺炎并发睾丸炎

赵某，男，27 岁，未婚，河北省宁晋县某村人，2012 年3月16日初诊。

诉：患腮腺炎 10 余天，并发睾丸炎 3 天。曾在本村医生处服药、后又输液治疗 3 天，效果不佳，经人介绍到笔者处欲服中药治疗。现：腮腺肿胀缓解，颌下淋巴结肿大如蛋黄，睾丸肿胀、疼痛，以致影响行走，甚是痛苦，发病以来一直发热 37.5～38.8℃，舌红苔白厚，脉滑数。据症可辨为：热毒蕴结，毒窜睾腹。治宜：清热解毒，止痛散结。

处方：小柴胡汤合白蛇合剂加味。

柴胡 15g、黄芩 10g、半夏 6g、党参 6g、甘草 5g、白花蛇舌草 15g、白茅根 15g、赤芍 15g、蚤休 15g、夏枯草 15g、浙贝母 10g、连翘 20g、元参 20g、青蒿 15g、荔枝核 6g。3 剂，水煎服，日 1 剂。

3 月 19 日二诊：服药后诸症大减，体温恢复正常。现：自觉睾丸轻微肿胀，颌下淋巴结缩小很多，口黏，乏力，舌苔白腻，脉濡数。治宜：化湿解毒、散结止痛。

处方：柴胡 10g、黄芩 10g、半夏 6g、党参 3g、甘草 5g、白花蛇舌草 15g、白茅根 15g、赤芍 15g、蚤休 15g、夏枯草 15g、浙贝母 10g、连翘 20g、白豆蔻 10g、薏米 30g、杏仁 6g。5 剂，水煎服，日 1 剂。

按：腮腺炎合并睾丸炎、卵巢炎临床不少见，西医常规处理效果往往不佳，中医理论认为是邪毒蕴结，走窜睾腹，治疗以解毒、散结、止痛为大法。我们临证治疗本病，常以小柴胡汤合白蛇合剂加味，疗效显著。白蛇合剂为河北省名老中医邢须林自拟治疗腮腺炎的高效验方。本例患者我们在方中加蚤休、夏枯草、浙贝母、连翘、元参五味药解毒散结，以治疗睾丸肿胀和颌下淋巴结肿大；青蒿和大剂量柴胡、连翘以退热、降体温；小剂量荔枝核可引药至睾丸而起到药至病所之效。二诊时诸症已大为减轻，体温恢复正常，而湿邪表现突出，故原方减元参、青蒿、荔枝核，加三仁以芳香醒脾、化湿解毒，增强治疗效果。诸方药相配解毒、散结、止痛、化湿，服药后淋巴结、睾丸肿胀、体温高等症迅速解除，从而恢复健康。后经随访其他来就诊的患者同乡得知，服完后 5 剂药，即恢复健康，至今再无不适，愈。

37. 前列腺疾病

米某，男，37 岁，河北省宁晋县某村人，2012 年 4 月 14 日初诊。

诉：腰酸、膝软，小便频急、灼痛、不畅，乏力，睾丸、阴囊不适、少腹坠胀，上症数年来反复发作，曾经县、市、省等数家医院、大夫诊治，诊断为前列腺炎（增生）。多方治疗效果不佳。上述痛苦症状反复发作，以致不能参加劳动，内心苦闷，经人介绍找笔者诊治。现：症如上，舌红苔厚，脉沉数。

处方：治肾六药合散结药组加减。

白花蛇舌草 30g、白茅根 20g、黄芩 6g、黄柏 6g、漏芦 10g、白蔹 10g、车前子 15g、川牛膝 15g、皂角刺 6g、赤芍 15g、浙贝 10g、元参 15g、夏枯草 10g、石苇 15g。5 剂，水煎服，日 1 剂。肾元一号 1 瓶，每次 3g，日 2 次。

4 月 18 日二诊：药后效平，自觉改善不大，病情稳定。

处方：治肾六药合散结药组加减。

白花蛇舌草 20g、白茅根 20g、黄芩 6g、黄柏 6g、漏芦 10g、白蔹 10g、车前子 15g、石苇 15g、仙鹤草 40g、青风藤 15g、川牛膝 15g、皂角刺 6g、赤芍 15g、浙贝 10g、元参 15g、松节 6g 为引。5 剂，水煎服，日 1 剂。肾元一号继服。

4 月 24 日三诊：药后效可，膝关节酸软减轻，小便稍通畅，大便可，寐可。现：腰酸痛，小腹坠胀，舌红苔渐薄，脉沉。

处方：腰痛药组加味。

土元 10g、郁金 15g、木香 10g、乌药 10g、川楝子 6g、香附 10g、仙鹤草 40g、车前子 15g、石苇 15g、青风藤 15g、川牛膝 15g、皂角刺 6g、穿山龙 15g、浙贝 10g、赤芍 15g。5 剂，水煎服，日 1 剂。

4 月 29 日四诊：药后效可，腰酸痛减轻，小腹坠胀消，小便较前通畅，大便可，寐可。现：腰酸痛，乏力，舌红苔薄，脉沉。

处方：腰痛药组加味。

土元 10g、郁金 15g、木香 10g、穿山龙 15g、青风藤 15g、

仙鹤草 40g、川牛膝 15g、车前子 15g、石苇 12g、千年健 15g、鹿含草 15g、浙贝 10g、赤芍 15g、元胡 10g、皂角刺 6g。7 剂，水煎服，日 1 剂。

5 月 8 日五诊：药后效可，腰酸痛减，小便通畅，精神、面色大为好转（自觉已能参加劳动）。现：腰背不适，下肢憋胀疼，舌红苔薄，脉沉涩。

处方：青风藤 15g、追地风 10g、仙鹤草 30g、穿山龙 15g、元胡 10g、红花 10g、石楠藤 15g、鸡血藤 30g、川牛膝 10g、狗脊 15g、杜仲 15g、川断 15g。7 剂，水煎服，日 1 剂。

5 月 27 日六诊：自行停药 2 周，且参加劳动，近日腰痛又加重，畏冷，后项部不适，余可。

处方：木香 10g、郁金 10g、仙鹤草 30g、仙灵脾 10g、仙茅 10g、元胡 10g、红花 10g、穿山龙 15g、狗脊 15g、葛根 30g、羌活 6g、独活 10g、青风藤 15g、沙参 15g。10 剂，水煎服，日 1 剂。

嘱：近期内不要参加强度大的劳动，注意休息。近日路遇询之，自觉已痊愈。

按： 此患者病情复杂、顽固。开始处方用治肾六药合散结药组治疗，此组合可治疗前列腺炎和增生效佳。后用土元、郁金、木香等加补肾、活血、通络理气之品诸症渐次解除。其中青风藤、追地风、川牛膝可引药至下肢足膝解除风寒湿邪；红花、元胡相配伍可解除阳经气血壅滞、缓解疼痛；川牛膝、皂角刺、赤芍、石苇相配伍可使药物作用于前列腺。

38. 乏力

（1）高某，男，31 岁，河北省宁晋县某村人，2013 年 3 月 4 日初诊。

诉：夜间汗出，乏力，早泄 1 年半余，曾多方治疗效果不佳，前来就诊。现：症如前，气不足以息，口干，精神疲倦，舌裂纹，苔花剥，脉细数。

处方：沙参 30g、麦冬 15g、五味子 5g、枳实 5g、桔梗 5g、知母 10g、黄芪 30g、金樱子 15g、覆盆子 15g、熟地 20g、陈皮 10g、仙鹤草 40g、山萸肉 20g、芡实 15g。5 剂，水煎服，日 1 剂。

3 月 10 日二诊：药后效佳，精神好转，汗出减少，早泄减轻，余可，舌脉如前。

处方：沙参 30g、麦冬 15g、五味子 5g、枳实 5g、桔梗 5g、知母 10g、黄芪 30g、金樱子 15g、覆盆子 15g、熟地 20g、陈皮 10g、仙鹤草 40g、山萸肉 20g、芡实 15g。10 剂，水煎服，日 1 剂。

3 月 20 日三诊：诸症基本消除，自觉已无不适，欲再服药巩固。原方小剂量 5 剂以善后，愈。

（2）张某，女，45 岁，河北省宁晋县某村人，2012 年 8 月 28 日初诊。

诉：腰膝酸软不适，全身乏力、懒动，小腹坠胀、凉，头蒙、沉闷，口黏，舌淡胖大，边有齿痕，舌苔微腻，脉濡滑，两尺沉弱。

处方：六君子汤合三仁药组加减。

党参 15g、白术 15g、茯苓 10g、甘草 6g、半夏 10g、陈皮 6g、杏仁 6g、白豆蔻 10g、薏米 30g、芦根 20g、苍术 6g、荷叶 10g、白花蛇舌草 15g、炒谷麦芽各 20g。5 剂，水煎服，日 1 剂。肾元一号 1 瓶，每次 2g，日 2 次。

9 月 2 日二诊：药后效佳，自觉诸症均减轻。现：腰酸、膝软，余可。

处方：党参 15g、白术 15g、茯苓 10g、甘草 6g、半夏 10g、陈皮 6g、杏仁 6g、白豆蔻 10g、薏米 30g、苍术 6g、荷叶 10g、川断 15g、杜仲 15g、狗脊 30g、炒谷麦芽各 20g。5

剂，水煎服，日1剂。

9月8日三诊：药后诸症大减。现：自觉已无明显不适，欲再服药巩固。

处方：肾元一号2瓶，每次2g，日2次；健脾益气2瓶，每次3g，日服2次。愈。

按：脾虚湿困、痰浊，肾虚，可分两步治疗，先用六君子（内寓二陈汤）合三仁为主方，健脾化湿浊；加苍术、荷叶可增强化湿之力；药后湿浊得化，脾气得健。二诊加川断、杜仲、狗脊等药，以加强补肾之力，效佳，愈。

39. 结肠炎（大便次数多、腹胀）

米某，男，46岁，河北省宁晋县县城人，2012年7月6日初诊。

诉：大便次数多（每天3~6次）、稀溏数年，平素乏力，精神差，小腹坠胀、凉，口臭，舌淡苔薄，边齿痕，脉濡缓。

处方：七味白术散加减。

党参15g、炒白术20g、茯苓20g、甘草5g、木香10g、藿香10g、葛根15g、砂仁5g、白扁豆30g、薏米30g、陈皮6g、黄芪15g。5剂，水煎服，日1剂。

7月11日二诊：药后效可，大便次数减少，小腹坠胀改善。现：乏力，小腹凉，舌淡苔薄，边有齿痕，脉濡。

处方：党参15g、炒白术20g、茯苓20g、甘草5g、木香10g、藿香10g、葛根15g、山药30g、佛手10g、白扁豆20g、薏米30g、陈皮10g、仙鹤草30g、仙灵脾10g。5剂，水煎服，日1剂。

7月17日三诊：药后效可，大便次数减少（每日1~3次），略成形，腹胀、口臭减轻。现：乏力、困，余可，舌边齿痕，脉濡。

处方：党参15g、炒白术20g、茯苓20g、甘草5g、木香 10g、藿香 10g、葛根 15g、山药 30g、佛手 10g、白扁豆 20g、薏米 30g、陈皮 10g、仙鹤草 30g、仙灵脾 10g。5 剂，水煎服，日 1 剂。

7 月 23 日四诊：药后效可，诸症减轻，已无明显不适。

处方：七味白术散加减。

党参 15g、炒白术 15g、茯苓 20g、甘草 5g、炒山药 30g、炒扁豆 20g、炒薏米 30g、木香 5g、陈皮 5g、佛手 5g、葛根 20g、仙鹤草 30g、补骨脂 15g、仙灵脾 15g。

另：健脾益气 2 瓶，服完中药后续服，每次 3g，每日 2 次。巩固疗效，愈。

按：七味白术散为宋代名医钱乙所创，用于小儿脾胃久虚，呕吐泄泻，频作不止等症，临床以乏力、便溏、纳少为用方要点。加补骨脂、仙灵脾补肾阳以止泄泻。

40. 便秘

（1）王某，女，23 岁，河北省宁晋县城关镇人，2012 年 8 月 22 日初诊。

诉：大便难半年余，4～7 日大便一次，乏力，腹胀，舌淡胖苔薄，脉细。

处方：通便药组合肠动力药组合方加减。

生白术 50g、升麻 5g、生地 20g、元参 20g、厚朴 10g、枳实 10g、木香 10g、炒槟榔 10g、当归 20g。5 剂，水煎服，日 1 剂。

8 月 27 日二诊：药后效佳，大便已通畅，1 日 1 次，腹胀、乏力改善，余可。

处方：生白术 50g、升麻 5g、生地 20g、元参 20g、厚朴 10g。枳实 10g、木香 10g、炒槟榔 10g、当归 20g。5 剂，水煎服，每日服药半剂，以巩固。

按：大便不通临床上以大便干结难下和不干结而排便困难

两种情况为多见，对于大便不干结而排解困难者，临床单纯用大黄、番泻叶等药效果亦不佳，并且长期服用还可加重病情。临床用大剂量生白术（40g以上）、升麻、生地可很好解决此类大便难患者的痛苦状态；厚朴、枳实、木香、炒槟榔组合可增加肠动力；大剂量元参、当归可养血增液润滑大便，服用后效佳。

（2）杨某，女，21岁，河北省宁晋县某村人，2012年9月30日初诊。

诉：大便不畅，虚坐努责1年半余，乏力，懒动，食欲不佳亦不觉饥，腹胀，近半年来面部丘疹、痤疮，舌胖大，边齿痕，脉濡。

处方：异功散合五颜六色汤加减。

生白术40g、党参6g、茯苓15g、炙甘草3g、陈皮6g、枳实10g、紫草10g、佩兰10g、青皮10g、制首乌10g、白茅根15g、红花5g、黄芩6g、佛手10g、炒槟榔6g。5剂，水煎服，日1剂。

10月4日二诊：药后大便已通，腹胀、乏力、面部丘疹等症均减轻。

处方：异功散合五颜六色汤加减。

生白术60g、党参6g、茯苓15g、炙甘草3g、厚朴12g、枳实12g、紫草10g、佩兰10g、青皮10g、制首乌10g、白茅根15g、红花5g、黄芩6g、佛手10g、炒槟榔6g。5剂，水煎服，日1剂。

10月9日三诊：药后效佳，大便畅，1日1次，食欲、饮食增，腹内肠鸣、矢气增多、增强，自觉精神好。面部丘疹明显减少。因开学在即，上方配制成散剂继续服用15～30天。愈。

按：异功散加大生白术剂量（此种组合党参用量不可超过10g为宜）可解除大便不畅、虚坐努责者，且可健脾补气。

因面部丘疹、痤疮故合用五颜六色汤，效佳。

（3）周某，女，43岁，河北省宁晋县某村人，2012年8月7日初诊。

诉：大便难2~3天1次，已数年，大便不干结，每次如厕则虚坐。现：腰酸痛，腿乏力，自觉腰以下不通、冷、凉，冬天甚，舌淡苔薄，脉沉。

处方：通便药合补肾药加减。

生白术50g、升麻6g、生地20g、川断15g、怀牛膝30g、仙灵脾15g、枸杞15g、补骨脂15g、郁金15g、木香6g、狗脊30g、大黄5g、细辛2g、青风藤15g。6剂，水煎服，日1剂。

8月13日二诊：药后效佳，大便通畅，1日1次，腰腿等症亦减轻。

处方：生白术50g、升麻6g、生地20g、川断15g、怀牛膝30g、仙灵脾15g、枸杞15g、补骨脂15g、郁金15g、木香6g、狗脊30g、大黄5g、细辛2g、青风藤15g、穿山龙20g。6剂，水煎服，日1剂。愈。

按：本例患者除大便难外，还伴有肾虚、瘀滞之证，临证用通便药组合补肾、活血疏通之品效佳。

（4）闫某，女，14岁，学生，2013年1月9日初诊。

诉：平素无便意、大便难，虚坐努责，每次排便量少。现：口唇干裂、出血，咳嗽，腹胀，排便难，舌淡边齿痕，脉沉濡。

处方：通便药合异功散、止嗽四药加减。

白术40g、生地15g、升麻3g、黄精6g、藿香6g、茯苓15g、党参10g、甘草5g、陈皮10g、木香3g、半夏10g、桑叶10g、苏叶10g、浙贝10g、前胡10g。4剂，水煎服，日1剂。

1月13日二诊：药后效佳，自觉服药后腹内鸣响，气往下走、矢气增多，大便畅，口唇干裂好转。现：口唇仍干裂，剑突下不适，微恶心，口干。因去外地上学，服用汤剂不便。

处方：健脾益气 1 瓶，每次 3g，日 2 次。

小柴胡冲剂 3 盒，每次 2 袋，日 3 次。

按：本例患者伴有口唇干裂，临床用通便药组合异功散加黄精、藿香、佩兰可润唇、生津；止嗽四药解除咳嗽诸药配伍健脾补气通便、润唇、止咳嗽。

41. 半侧身病不适（阴阳不调）

（1）刘某，女，49 岁，河北省宁晋县某村人，2012 年 8 月 30 日初诊。

诉：左手指麻 5 年余，近数月来上窜至左侧头麻，下窜至左侧腿亦麻、重。据回忆：感觉是坐月子期间就发生过左侧手臂麻，后时好时犯，近几年逐步加重，近来出现上症，舌淡苔白，脉沉，两尺脉不足。

处方：夜交藤预知子汤合三生三熟饮中药方加减。

夜交藤 30g、预知子 15g、乌绒皮 15g、连翘 6g、栀子 6g、丹参 20g、生制首乌各 15g、生炒麦芽各 15g、生炒白芍各 15g、当归 30g、鸡血藤 30g、穿山龙 30g、青风藤 15g、追地风 10g、川芎 6g。5 剂，水煎服，日 1 剂。

9 月 4 日二诊：药后效可。现：手足麻减轻，左侧头麻不适，麻可，服药时出现一过性的腹胀。舌淡苔白，脉沉，两尺脉不足。

处方：夜交藤 30g、预知子 10g、乌绒皮 15g、连翘 6g、栀子 6g、丹参 20g、生制首乌各 15g、生炒麦芽各 15g、生炒白芍各 15g、当归 30g、鸡血藤 30g、佛手 10g、青风藤 15g、川芎 6g、白僵蚕 10g。5 剂，水煎服，日 1 剂。

9 月 9 日三诊：药后诸症大减。现：自觉精神好，半侧身麻基本消，欲再服药巩固。

处方：夜交藤 30g、预知子 10g、乌绒皮 15g、连翘 6g、栀子 6g、丹参 20g、生制首乌各 15g、生炒麦芽各 15g、生炒白芍各 15g、当归 30g、鸡血藤 30g、佛手 10g、青风藤 15g、川芎 6g、白僵蚕 10g。5 剂，水煎服，日 1 剂。

9 月 14 日四诊：药后效可。现：口微干，左侧足冷凉，余可。

处方：夜交藤 30g、预知子 10g、乌绒皮 15g、连翘 6g、栀子 6g、丹参 20g、生制首乌各 15g、生炒麦芽各 15g、生炒白芍各 15g、沙参 30g、当归 6g、鸡血藤 30g、佛手 10g、青风藤 15g、细辛 3g。5 剂，水煎服，日 1 剂。愈。

按：夜交藤预知子汤乃赵振兴老中医的自拟经验方，临证用于治疗情志致病，病位深，症状错综复杂或辨证无从下手者，本方可协调脏腑功能、协调人与自然的关系、协调气血，能够让人忘掉忧愁，还有改变做梦内容的神奇功效，临证屡用屡验。一味药生熟同用，亦可协调阴阳，平衡脏腑。本例患者半侧身不适据证可诊断为阴阳失调所致。用夜交藤预知子汤合三生三熟饮而取效。其中加当归、丹参、僵蚕、鸡血藤为麻疼四药，可缓解患者麻疼症状，效佳；青风藤、追地风可引药至下肢；佛手可引药至手臂；细辛可疏通开窍，祛除风寒邪气。

（2）陶某，女，12 岁，河北省宁晋县某村人，2012 年 12 月 2 日初诊。

诉：左半侧肩、臂、腿疼痛 1 天，严重时不能活动，困倦精神差，数月前曾如此发作过 1 次（没有此次发作如此痛苦），经休息后，自行缓解。1 周前外感，现：鼻塞，舌淡苔薄，脉沉弦。

处方：小柴胡汤合白蛇合剂加减。

柴胡 10g、半夏 6g、黄芩 6g、党参 6g、甘草 6g、白花蛇舌草 20g、白茅根 15g、赤芍 10g、虎杖 6g、银花藤 15g、连翘 10g、桔梗 6g、苍耳子 6g、豨莶草 10g、姜黄 6g。3 剂，水煎服，日 1 剂。

12月5日二诊：药后外感愈，疼痛减。现：左半侧肩臂、腿仍痛，小便不适，舌红苔薄，脉沉。

处方：白茅根15g、白花蛇舌草20g、赤芍10g、豨莶草10g、姜黄6g、佛手10g、青风藤10g、虎杖6g、银花藤15g、石苇10g、黄柏3g、柴胡5g、黄芩5g、半夏5g、甘草3g。5剂，上方，日1剂。愈。

按： 赵振兴老中医在论述小柴胡汤时说：此方可疏调气机、平衡阴阳。外感后阴阳失调症可用本方化裁。白蛇合剂乃石家庄市中医院邢须林老中医所拟，用于腮腺炎的治疗，临床拓展其治疗范围可用于多种呼吸道、泌尿系疾病的治疗效佳。银花藤、连翘、桔梗、苍耳子可治外感；豨莶草可解除腿部之风寒而止痛；虎杖、姜黄引经药。二诊时小便不适，加入石苇、黄柏效佳，病解除。

42. 足跟痛

刘某，女，29岁，河北省宁晋县某村人，2012年8月7日初诊。

诉：产后足跟痛6个月，甚时疼痛不能着地，晨起为重。经多方治疗后疼痛减轻，但反复发作，不能根除。现：足跟痛，晨起重，活动后稍减轻，穿高跟鞋则痛不能走路，右侧重，腰酸、空、软不适，小腹坠胀痛，口干，舌淡裂纹，少苔，两尺脉沉极弱。

处方：补肾活血方加味。

熟地20g、川断15g、怀牛膝20g、丹参15g、骨碎补15g、元胡10g、鹿茸5g、覆盆子15g、五味子5g、巴戟天15g。5剂，水煎服，日1剂。

外用：苍耳全草剁碎，适量加水煎煮后泡脚；白天取大片苍耳叶3~5枚，垫在脚跟处，日换1次。

8月12日二诊：药后效可，口干减，腰腹痛减。现：足跟痛依然，阴雨天加重，舌淡裂纹，苔薄，脉沉弱。

处方：补肾活血方加味。

熟地30g、川断15g、怀牛膝20g、丹参15g、骨碎补15g、元胡10g、青风藤10g、追地风6g、鹿茸5g、巴戟天15g、五味子3g、覆盆子15g、威灵仙10g、木瓜15g、透骨草15g。5剂，水煎服，日1剂。外治如前。

8月18日三诊：药后效佳，口干消失，足跟痛减轻，腰酸减。现：腰酸，足跟痛，舌淡红苔薄，裂纹消失，脉沉。

处方：补肾活血方加味。

熟地30g、川断15g、怀牛膝15g、丹参15g、骨碎补15g、元胡10g、青风藤15g、追地风6g、穿山龙20g、鹿茸5g、覆盆子15g、巴戟天15g、五味子3g、独活10g、威灵仙5g。5剂，水煎服，日1剂。外治如前。

8月25日四诊：药后效佳，自觉已不痛，在家还试穿了高跟鞋2~3个小时。欲巩固。

处方：鹿茸5g、巴戟天15g、五味子3g、川断15g、覆盆子15g、熟地30g、骨碎补15g、威灵仙5g、元胡10g、青风藤15g、追地风6g、怀牛膝15g、丹参10g。5剂，日1剂。外治如前，愈。

按：临床治疗产后足跟痛内服方剂一般补肾活血、止痛即可。其关键还在于用苍耳全草剁碎，适量加水煎煮后泡脚。白天取大片苍耳叶3~5枚，垫在脚跟处，日换1次，此方法乃得自民间传授，笔者临床运用十数年，不但对产后足跟痛效佳，而且对于中老年人的各种足跟痛亦取得较好疗效，临证可验证之。

43. 脱发

李某，女，26岁，河北省宁晋县城关镇人，2012年8月29日初诊。

诉：脱发 10 余年，加重 3 年，曾多方求治效果不佳。现：头顶部能看到头皮，几乎脱光，每次洗头总是脱落很多，余可，舌淡苔薄，脉沉。

处方：脱发方合二至丸加味。

当归 30g、侧柏叶 30g、女贞子 20g、旱莲草 20g、制首乌 20g、羌活 2g、藁本 2g、茯苓 20g、川芎 2g、仙灵脾 10g、枸杞 15g、鸡血藤 30g、桑叶 10g。7 剂，水煎服，日 1 剂。

9 月 8 日二诊：药后效平，无明显变化，拍下头部照片 1 张，以备日后对比。

处方：脱发方合二至丸加味。

当归 30g、侧柏叶 30g、女贞子 20g、旱莲草 20g、制首乌 20g、羌活 2g、藁本 2g、茯苓 10g、川芎 2g、枸杞 15g、鸡血藤 30g、桑叶 10g、菟丝子 15g、升麻 5g。14 剂，水煎服，日 1 剂。

9 月 22 日三诊：药后头发渐长，有细小绒毛长出，余可。

处方：脱发方合二至丸加味。

当归 30g、侧柏叶 30g、女贞子 20g、旱莲草 20g、制首乌 30g、茯苓 10g、枸杞 10g、羌活 2g、鸡血藤 30g、桑叶 10g、菟丝子 15g、升麻 5g、黄精 10g、防风 3g。14 剂，水煎服，日 1 剂。

10 月 7 日四诊：药后效可，头发长出，余可。

处方：脱发方合二至丸加味。

当归 30g、侧柏叶 30g、女贞子 20g、旱莲草 20g、制首乌 30g、茯苓 10g、枸杞 10g、鸡血藤 30g、菟丝子 15g、羌活 3g、升麻 3g、黄精 10g、熟地 30g、砂仁 3g、白芍 15g。14 剂，水煎服，日 1 剂。

10 月 22 日五诊：药后效佳，细绒头发变粗，长到 3～4 厘米布满头顶部，和以前的照片对比，效果明显，余可。

处方：脱发方合二至丸加味。

当归 30g、侧柏叶 30g、女贞子 20g、旱莲草 20g、制首乌 30g、茯苓 10g、枸杞 10g、鸡血藤 30g、菟丝子 15g、羌活 3g、升麻 3g、黄精 10g、熟地 30g、砂仁 3g、白芍 15g。30 剂，水煎服，日 1 剂。愈。

按：当归配侧柏叶为治疗脱发的常用方药，验之临床确实有效；二至丸合制首乌、熟地、枸杞、菟丝子、鸡血藤、白芍滋阴养血生发；羌活、黄精、升麻、川芎可引药势上行头部；茯苓一味治脱发乃岳美中老中医治疗湿郁脱发之经验，诸药合用，共同起到滋阴养血、生发防脱之效，服药后其病渐愈。

44. 饮酒特多

张某，男，50 岁，河北省宁晋县某银行干部，2003 年 12 月 13 日患者家属陪诊。

诉：患者每天（24 小时）饮酒两瓶（即 1000 毫升左右）3 个月余。该患者患失眠 6 年余，曾服用安定类西药可入睡。至最近 1 年多来失眠加重，服安定类药亦乏效。一次偶然饮酒后竟能入睡了，于是从那时起每天晚上睡时必饮酒一茶杯（约 3 两）。后发展成睡时放一瓶酒在床头，醒时即饮，至天明基本饮完。这时家人并未在意，随后又发展至每日三餐之时也需饮酒一大茶杯（三茶杯大约 300 毫升）如此一昼夜饮酒两瓶（约 1000 毫升）。家人很是恐慌，屡次劝说无效，曾先后邀请数医诊治无效。家人很是烦恼，患者亦很痛苦。治于此。

刻下：患者烦躁不宁，时而呼喊。诊脉滑数、洪大，舌质老红、苔黑黄两边及根部尤甚。不欲食，大便发黑、黏滞。据上症辨为：浊热内盛，热扰心神。治宜：清里热、化湿浊、醒脑安神。

处方：生石膏 60g、知母 30g、黄连 6g、黄芩 10g、葛根 20g、龙骨、牡蛎各 20g、远志 15g、石菖蒲 10g。3 剂，水煎，分早晚 2 次温服，每日 1 剂。

12 月 16 日二诊：服药后，饮酒量有所减少，睡眠有所改善。大便亦稍通畅。察舌质暗红、苔仍黑黄，脉滑数、洪大亦稍减。方已对症，原方 7 剂，煎服法如前。

12 月 23 日三诊：又服 7 剂，晚上睡时已不饮酒且能安睡，白天也只是中午或晚上吃饭时少饮一些（约 100 毫升）即可。舌质淡红、苔已薄润，脉象平和。至此诸症渐平，患者及家属要求再服几剂药以巩固疗效。于是又处以原方 5 剂，嘱隔日 1 剂以巩固之，服后遂愈。两年多来多次随访，已很少饮酒，健康如常人。

按： 饮酒乃人类一大嗜好，饮酒如此之多者，笔者在生活中尚不多见。考酒的酿制过程其实即是湿热化生、生成的过程，故酒实即一种湿热之品。人若常饮、多饮必致体内湿热浊邪郁滞，日久则化热伤津、扰动心神等。此例患者既是。

该患者平素并不太喜饮酒，因失眠，饮酒后可安睡而逐渐嗜酒成瘾，以致不能离须臾。致使体内湿浊壅积，日久化热，伤津液、扰心神。据其脉证辨为浊热内盛。生石膏、知母乃白虎汤之主药有清热除烦生津之功；黄芩、黄连清热燥湿、厚肠胃；远志、石菖蒲醒脑宁神、化湿浊；龙骨、牡蛎滋阴潜阳、安神志；加葛根以升清阳、解酒毒。诸方药配伍，使方证相符，共凑清热滋阴、化湿浊、醒脑安神、解酒毒之功，故患者服药后，诸症渐次缓解而痊愈。

45. 湿阻气郁

贾某，女，45 岁，2012 年 5 月 31 日初诊。

诉：咽部堵，口黏，头部出汗多，下肢乏力，大便黏滞不畅，善太息，胸闷，舌淡红苔腻，脉沉濡。

处方：三仁汤加减。

杏仁 10g、薏米 30g、白豆蔻 10g、半夏 6g、厚朴 6g、柴胡 6g、黄芩 6g、甘草 5g、郁金 12g、桔梗 5g、枳壳 6g、青皮 6g、橘叶 10g、合欢皮 15g、荷叶 10g。5 剂，水煎服，日 1 剂。

6 月 7 日二诊：药后效可，诸症减轻。现：上腹胀满，左侧腰不适，乏力，舌淡红腻苔渐薄，脉沉濡。

处方：杏仁 10g、薏米 30g、白豆蔻 10g、半夏 6g、厚朴 6g、柴胡 6g、黄芩 6g、甘草 5g、郁金 15g、枳壳 10g、佛手 10g、合欢皮 15g、仙灵脾 10g。川断 10g、桔梗 6g。5 剂，水煎服，日 1 剂。

按：三仁汤为清·吴鞠通《温病条辨》中的处方，为临床用于湿温初起，邪在气分，湿重于热的常用方剂。笔者在临证中运用此方有年，总结其应用要点为：咽部似有痰发黏、发堵，口黏，苔腻，头部汗出，大便黏滞不畅，临证凡见此症状者均可以此方加减治疗，取效甚佳。本病例伴随叹息、胸闷等肝郁气滞之象，故以三仁汤合疏肝药组化裁而愈。

46. 血液病

李某，男，18 岁，河北省宁晋县某村人，2012 年 3 月 19 日初诊。

诉：遗传血友病。现：右膝关节肿大反复发作，此次是 2 个多月前不慎摔倒碰伤，经西医输液、服药，肿胀不消。现：右膝关节肿大如碗，不能下床活动，气短不足息，胸闷，心慌、心悸，头晕乏力，2 个月来发烧 37.5～38.5℃ 不退，舌胖大，苔薄，两寸脉沉弱。

处方：当归补血汤加味。

黄芪 30g、当归 6g、赤芍 10g、白及 10g、三七 10g、仙鹤草 30g、沙参 30g、丹参 20g、焦三仙各 10g、仙灵脾 6g、五味子 5g、麦冬 15g、青风藤 10g、松节 5g。5 剂，水煎服，日 1 剂。

3月24日二诊：药后效可，体温降之37.5℃以下，膝关节肿减轻，乏力、胸闷、心慌、气短消失，自觉能起床活动。舌淡红苔薄，脉沉弱。

处方：当归补血汤加味。

黄芪30g、当归6g、赤芍10g、仙鹤草30g、茜草10g、炒蒲黄10g、沙参20g、丹参30g、焦三仙各10g、仙灵脾6g、青风藤10g、白茅根10g、青蒿15g、松节5g。5剂，水煎服，日1剂。

3月29日三诊：药后效佳，体温正常，能下床活动，膝关节肿大进一步减轻，舌淡红苔薄，脉沉。

处方：当归补血汤加味。

黄芪30g、当归10g、赤芍10g、仙鹤草30g、茜草10g、炒蒲黄10g、沙参20g、丹参30g、焦三仙各10g、仙灵脾6g、青风藤10g、白茅根10g、三七10g、松节5g。5剂，水煎服，日1剂。

4月4日四诊：药后膝关节肿大基本消失，能下床轻微活动，精神好，欲再服药巩固。

处方：白及30g、三七30g、地龙30g、白僵蚕30g、甘草20g、生蒲黄30g、制猪蹄甲50g、仙鹤草30g。诸药研粉，装胶囊，每次6粒，每日3次，可作为较长期的巩固用药服用。

按： 此病中西医皆视为难以治愈之病，患者来就诊，主要是为了解除其当前的发热和右侧膝关节肿大等病症。笔者据中医辨证之理，方选当归补血汤加味治疗而取得佳效，此亦证中医所论之血虚可致发热之理论的临床实用性，也更加证实了中医临床治疗疾病，"辨病"是仅供参考的，临证时我们可以"不认识病"，但是绝对不能不辨证、不识证，就像此病例疗效的取得，如果我们还是着眼于"血友病"本身，而去运用中药治疗的话，估计仍是难以取效的。当归补血汤为宋代李东垣《内外伤辨惑论》中的处方，临床用于劳倦内伤，气弱血虚、阳浮外越引起的肌热面赤，及妇人经行、产后发热、头痛，或疮疡溃后，久不收口者等。后所配制巩固疗效之散剂，其中白及、三七、蒲黄、仙鹤草可止血、活血；地龙、僵蚕、制猪蹄甲（代穿山甲）可化瘀通络、散结，以促进血肿的吸收。诸药相配伍共同起到止血、活血、消散血肿之效，对于本病的整体治疗和巩固疗效有一定作用，可作为本病的基础用药，较长期的服用。

47. 疑难杂证

杨某，女，32 岁，石家庄公交公司司机，2012 年 11 月 25 日初诊。

诉：头晕痛，乏力，胸中发空、气短不足息，口干，咽部有痰，大便难，舌红苔薄，中心裂缝，右寸脉沉弱，左尺脉不足。

处方：益气升陷汤合头痛药组加减。

黄芪 40g、麦冬 15g、五味子 5g、桔梗 6g、知母 15g、升麻 5g、党参 15g、仙鹤草 40g、石楠藤 15g、蔓荆子 10g、焦三仙各 10g、佛手 10g、甘草 6g、青皮 5g、当归 10g。7 剂，水煎服，日 1 剂。

肾元一号 1 瓶，每次 2g，早上服 1 次。

12 月 2 日二诊：药后效可，大便改善，头晕痛减，气短减轻，服药期间月经至，现已过。现：咽部有痰，口干，胸中发空感仍有，口干，舌红苔薄，中心裂缝，右寸脉沉弱，左尺脉不足。

处方：黄芪 40g、麦冬 15g、五味子 5g、桔梗 6g、知母 15g、升麻 5g、苏梗 10g、半夏 10g、仙鹤草 40g、石楠藤 15g、蔓荆子 10g、佛手 10g、青皮 5g、橘红 10g、甘草 5g。7 剂，水煎服，日 1 剂。

肾元一号1瓶，每次2g，早上服1次。

12月9日三诊：药后效佳，诸症大减，自觉舒畅。现：咽部有痰，鼻两侧发木，大便不畅，膝以下凉，舌红苔薄，中心裂纹逐渐愈合，脉细。

处方：黄芪40g、麦冬15g、五味子5g、桔梗6g、知母15g、升麻5g、半夏10g、茯苓15g、甘草6g、陈皮10g、薄荷10g、苍耳子10g、生白术40g、佛手10g、仙鹤草40g。7剂，水煎服，日1剂。

肾元一号1瓶，每次2g，早上服1次。

12月17日四诊：药后效佳，自觉诸症已消。现：膝以下凉。说服用汤剂已发怵，不想再服汤剂。中药泡足方如下：当归四逆汤加减。

细辛6g、当归20g、穿山龙20g、桂枝10g、甘草6g、赤芍15g、白芍15g、红花10g、伸筋草15g、艾叶30g、半夏6g、橘红6g、茯苓6g。5剂，水煎后泡足，1剂药泡2天。

健脾益气1瓶，每次3g，每日2次。

肾元一号1瓶，每次2g，每日早上服1次。愈。

按：益气升陷汤为石家庄市中医院邢月朋老中医创立，用于治疗太息症。临床以头晕痛、乏力、胸中发空、气短不足息、两寸脉沉弱者效佳。三诊时加苍耳子、薄荷解除其鼻部两侧发麻，大剂量生白术、佛手可治疗咽部有痰、大便不畅等症。四诊时改方当归四逆汤加味，药渣泡足解除其膝以下冷凉。另给健脾、补肾之成药以善后，告愈。

第二章　临证心得

1. 小柴胡汤治验有感

陈某，男，43 岁，河北省宁晋县蔬菜市场商户，2004 年 3 月 27 日初诊。

诉：剑突下及两侧胀满、疼痛不适 3 年余。近 3 个月来加重，并伴恶心、呕吐、厌食油腻。3 年前患者出现上述症状，经数位中西医均按胃炎诊治效果不佳。先后又在县医院做钡餐造影、胃镜等检查仍诊为胃炎，服用快胃片、胃炎冲剂等药一度缓解，后又复发。3 年来就这样反反复复按胃炎诊治，服用多种中西药而效果不佳。前来求治。

刻诊：症如上述，脉弦滑，舌苔黄白微腻。口干、口苦醒后尤甚，偶尔头眩晕、身有寒热感。近几日咽部痰多，不欲食，大便日行 2 次。据上症辨为：邪阻少阳（胆囊炎）。治宜：和解少阳。处方如下：

柴胡 15g、半夏 10g、陈皮 12g、黄连 6g、黄芩 15g、郁金 10g、党参 15g、焦三仙各 15g、白芍 15g、甘草 6g，姜枣为引。3 剂，水煎，分早晚 2 次温服。

3 月 30 日二诊：服药 3 剂，诸症大减，自觉全身舒爽，食欲大增。方已对症。原方 5 剂煎服法如前，服后遂愈。2 年多来多次随访没有复发。

按：该患者病程 3 年，经数位中西医诊治，效不佳。究其原因，并非病情复杂。《伤寒论》少阳篇 263 条云："少阳之为病，口苦、咽干、目眩也。"266 条云："……转入少阳者，胁下硬满，干呕不能食，往来寒热，……与小柴胡汤。"该患者表现症状明显具备少阳之脉证，与小柴胡汤加减治之必效。然所经诸医可能是过分相信所谓先进仪器检查，而忽略患者的脉象、舌象及患者自身感受，均按胃炎诊治，竟没有一位医家辨为邪阻少阳论治，使患者病痛迁延3年之久，真是医者之悲哀，患者之不幸。及至笔者处，据其脉证处方以小柴胡汤加减，服药不过10余剂，即告痊愈，且2年多来没有复发。

2. 小柴胡汤合白蛇合剂治小儿痄腮

流行性腮腺炎，又称作"痄腮"。多见于5～10岁的儿童。现代医学认为是一种由病毒引起的急性传染病，并以腮腺的非化脓性肿胀疼痛为病症，可并发脑膜脑炎、睾丸炎、卵巢炎等，故须格外重视。笔者以小柴胡汤合白蛇合剂治疗取得良好疗效，简介如下。

病例一

梁某，男，8岁，河北省宁晋县人，2012年1月25日诊。

诉：两侧耳下端周围肿大、颌下淋巴结肿如枣大10天。曾于县医院诊断为腮腺炎、颌下淋巴结肿大。10余天来体温37.8～39℃波动。现：咀嚼疼痛，双侧腮腺肿大，颌下淋巴结肿大，体温38.7℃，烦躁，舌红苔白厚，脉数。

处方：柴胡10g、黄芩5g、半夏3g、党参3g、甘草5g、白花蛇舌草15g、白茅根10g、赤芍10g、浙贝母6g、夏枯草10g、连翘10g、青蒿15g。3剂，水煎服，日1剂。外用自制拔毒膏贴敷肿大处，每天换药1次。

服完3剂药后，体温恢复正常，肿消过半，继续换敷外用药4天后，肿消痊愈。

病例二

颜某，男，10岁，河北省宁晋县城关镇人，2012年1月18日诊。

诉：腮腺炎1周，发热不退。现：体温37.3～37.8℃波动，腮腺肿大，右颌下淋巴结肿大如乒乓球，咀嚼疼痛，舌红苔白厚，脉数。

处方：柴胡 10g、黄芩 6g、半夏 6g、甘草 6g、白花蛇舌草 15g、白茅根 10g、赤芍 10g、浙贝母 6g、夏枯草 10g、连翘 10g、忍冬藤 15g、蚤休 10g。3 剂，水煎服，日 1 剂。外用自制拔毒膏帖敷肿大处，每天换药 1 次。

1 月 21 日二诊：药后效佳。现：体温正常，肿消。原方 3 剂继服，外用药继续换药。

1 月 24 日三诊：药后腮腺肿消，颌下淋巴结仍肿如枣大。处方：浙贝母、蚤休、青黛各等份，研粉。每次 3g，每日 2 次冲服。

5 天后颌下淋巴结肿消，愈。

按：中医学认为腮腺炎病因病机为感受风温邪毒，从肌表口鼻而入，侵犯足少阳胆经，少阳受邪，热循经上攻腮颊，与气血相搏，气滞血郁，运行不畅，凝滞腮颊，局部漫肿、疼痛。热甚化火，出现高热不退，烦躁头痛，咀嚼困难等症。笔者运用小柴胡汤合白蛇合剂加味治疗本病取得了良好疗效。其中小柴胡汤为少阳之主方，和解之剂又俱清热之功，退热功效良好，用于本病发热实为对证良方。白蛇合剂为白花蛇舌草、白茅根、赤芍三味药组成，是名老中医邢须林治疗儿童腮腺炎的专方。浙贝母、夏枯草、连翘、忍冬藤、蚤休、青蒿为笔者临证加减药组，由于本病往往伴随发热和颌下淋巴结肿大，故临证化裁用此药组解毒散结、清热退烧。诸方药相合，对流行性腮腺炎疗效佳，一般服药 3 剂即可使肿胀明显减轻以致痊愈，值得临床参考。

3. 山药配黄芪益元固涩之我见

病例一

某孩，男，9 岁，2003 年 12 月 10 日诊。诉：该患儿平素小便频数，量小。近半年来加重，小便不能忍耐片刻而时常发生遗尿。如上课时尿裤子，晚上睡时数次尿床等。观该患儿：体质瘦弱。问其家长述：患儿母亲在怀孕期间，饮食状况不佳。刚出生时该患儿瘦小体弱，其后还挑食、偏食。据辨证为：先天元气不足，后天调养不够。治宜：补先天之元气，养后天之脾胃。因系小孩不愿服用中药，笔者思索再三，处方如下：

黄芪15g、市售鲜生山药适量。用法：先煎黄芪30分钟后，捞出。鲜生山药适量，去皮切段，放入黄芪水中煮熟即成，喝汤吃山药，日1~2次。如此约15天后诸症均减，继续服食约3个月该患儿已身强体健，其病若失。又坚持服食约3个月告愈。

病例二

某孩，女，3岁，2005年11月10日诊。该患儿为不足月之剖腹产，自很小时就大便时脱肛，天冷更甚。曾多方求治效不显。后因搬家和笔者成为邻居，某日其母谈起该患儿之病，曰：曾去过几家医院，有主张手术治疗的，有主张长大以后再治的等。孩子这么小又有这么一个病，言语间充满忧郁。问我中医有没有办法治疗。

笔者思之：这种病据中医理法需用补益、升提、固涩之方药，且服药较长一段时间才能取效。孩子这么小，服用中药汤剂本来就很难，若要长期服药则更难。忽忆起上例遗尿治验之方药。于是嘱其母用黄芪、山药依前例煎服法坚持给孩子服食较长一段时间可能会有效。

其母依法给孩子服食，患孩自服食以上方药后，其病日见减轻。其母亦是欣喜异常，信心倍增。坚持给孩子服食约半年左右，告之：孩子大便时已不再脱肛，体质亦较前壮旺。后坚持服用而愈。

按：以上两例小患者病虽不同，然据中医辨证均属先天元气不足，致使固涩之能失常，治疗宜补益先天元气，加强固涩之能。然小儿患者服用中药汤剂甚难，若要长期服药更是谈何容易。

鲜生山药菜市场常有售者，为老少咸宜之食品，食之甘美。《本草求真》谓："山药，本属食物，古人用入汤剂，谓其补脾益气除热。然气虽温而却平，……且其性涩，能治遗精不禁……"黄芪有益气升阳之功效，《珍珠囊》谓"黄芪甘温纯阳，其用有五：补诸虚不足，一也；益元气，二也；壮脾胃，三也；去肌热，四也；排脓止痛，活血生血，内托阴疽，为疮家圣药，五也。"其味亦甘甜。正适合小儿患者长期服食。且此二物相配伍具有益元气、升提、固涩之功。于是选用此二味药，仿已故名中医岳美中先生治慢性病之意："小量常服，容机体在药力的作用下逐渐由量变至质变，以至达到生理的康复。"

4. 读经偶得——左手小鱼际瘙痒、灼热难忍

一女性患者，40岁，2005年9月初诊。

诉：左手小鱼际处瘙痒、灼热难忍，睡觉时尤甚，以至时常难以入睡，已3个月余，甚是痛苦。求为诊治，笔者思虑再三不得要领，不得已权且取穴后溪、少府、内关针刺之，并留针30分钟，以观疗效。第2天患者没有来诊，多日后路遇询之，曰：不再难受了。

2006年3月二诊：诉春节期间因家务纠纷导致失眠、心情烦躁，随后小鱼际处瘙痒、灼热又复发。查其舌质红、苔薄，脉弦细数。正巧笔者正温习《内经·至真要大论》篇中的"病机十九条"因思篇中所论"……诸痛痒疮，皆属于心。……谨守病机，各司其属。"至此笔者恍然大悟去年针刺所以取效之理。今患者因家务纠纷，必致思虑纷繁，而耗伤心液、

心阴，则心火独亢，扰动心神，导致失眠、烦躁。小鱼际乃手少阴心经、手太阳小肠经循行部位，心火沿经脉循行，故此处瘙痒、灼热。

于是仿《伤寒论》黄连阿胶汤方意处方如下：黄连6g水煎沸后，即停火。捞出黄连，即放入生鸡蛋2枚。放凉后服用，连服三天。多日后询之，曰：自服药后病情渐次缓解，因惧怕反复又自行服药几天，至今已健康如常人。

5."偎脓长肉"理论实践录

"偎脓长肉"是中医疡科常用的论治法则之一。在外伤、疮疡创面所附着的分泌物，称之为脓。脓的有无、质的稀稠、量的多少、气味、颜色的变化都是指导中医辨证用药的依据，脓多是脾气旺盛、气血充盈、抵抗力强的标志。

笔者在临证中曾治一男性患者，因胃穿孔在某医院手术，术后刀口不愈合，每日清创换药，常规应用抗生素等治疗达2个多月未愈。诊见：胸骨剑突下刀口约10cm×1.5cm，呈外翻状，部分缝合线尚未拆掉，刀口基底及两侧、周围组织呈青紫、灰暗。遂于外撒中药生肌散，敷以滋润生肌膏，隔日换药。二诊换药时，刀口槽内已全是淡黄色稠厚的脓液，创面亦不再青紫，如前换药。并嘱患者家属："可能这一二日患者发烧，刀口处脓液将更多，不必惊慌，若体温不超过38.5℃不必处理，若超过38.5℃可用退热药。"果然当夜患者家属告："体温39℃。"嘱服用安乃近或肌注安痛定。三诊，体温已正常，脓液满刀口且外溢，创面亦鲜活。如此隔日换药连续约15次，刀口愈合。治疗中未使用任何抗生素。

《内经》谓："热胜则肉腐，肉腐则为脓。"难愈合之外伤、疮疡，往往化脓与发热相伴而生。上例患者二诊时，笔者曾断言："可能发烧。"如果脓出发热不退则为坏证，难治。《外科大成》谓："脓出多身大热不休者，难治。盖毒之得脓，如伤寒之得汗，汗出而反大热者为坏伤寒矣。"临床中凡遇脓出而热不退者均难治愈。正所谓"脓因于热而成于湿，无脓不长肉，脓出热退，则毒散，食增，创口愈"。

现代西医对各种致病菌的认识不可谓不清，针对特定的致病菌而应用特定的药物治疗创口、创面的分类不可谓不明，但有时临床疗效并不尽如人意。而中医对各种类型伤口、创面，如：烧伤、溃烂、窦道、手术刀口等，不强调彻底清创，只是简单的擦拭创面的污物，用药之后，临床观察都有同样的病理过程：就是脓性分泌物增多，创口、创面组织鲜活，周围组织肿胀减轻、缩小、疼痛缓解，厚痂变薄，代谢旺盛，这个过程不因细菌感染的种类不同而发生变化，并且我们观察凡彻底清创的创口、创面敷用中药生肌散或膏后创面反而难以愈合。

中医治疗外科疮疡的机理不单纯是杀菌、抑菌，而是一个多因素（如增强机体防御能力、改善创口局部细胞的营养、活血化瘀类中药改善毛细血管的循环状态等）共同参与组织再生的结果，这亦是中医疡科"偎脓长肉"的道理所在。

6. "滋润包扎疗法"治疗烧烫伤综述

烧烫伤是各种热力因素作用于人体而致伤的外科常见病之一。患者烧烫伤后，尽管病情复杂，变化多端，常需要有多种措施、综合治疗，但是其中的关键问题仍然是创面的处理，任何时期都不能忽视，所以烧烫伤创面的处理，就贯穿着整个烧伤治疗的全过程，处理是否恰当，就成为治疗成败的关键，其中尤其是对于中小面积的烧烫伤，更是如此。

目前，临床上对烧烫伤创面的处理大多采用抗菌消炎液、药物喷涂等暴露、半暴露的方法。其感染率高，患者痛苦大，治疗费用高，同时还经常带来疤痕等后遗症。

有鉴于此，笔者在家传三代治疗烧伤验方的基础上，结合现代医学对烧烫伤的认识，创立了"滋润包扎疗法"治疗烧烫伤（由于急救设备等条件的限制，主要是针对烧伤面积在30%以下的患者）。又经过20多年的临床实践，对烧烫伤形成了独到的认识：从理论上，把人体烧烫伤后创面的病理变化分为三期：一是体液渗出期，二是急性感染期，三是创面修复期。此三期也是治疗烧伤创面的关键，若在体液渗出期控制不好，体液渗出过多，就可能诱发其他并发症，而渗出的体液营养成分丰富，易于细菌繁殖增生，正好是细菌的天然培养基，很容易发展至急性感染期。若在早期使用"滋润烧伤膏1号"，可以很好地控制体液的渗出，包扎后又可以阻断细菌从外界的侵入；严密包扎后，创面内部的细菌由于与外界的隔绝、再加上滋润烧伤膏的作用也很难繁殖增生，这样在此期就减少了感染的发生。另外此期还有一个重要的问题就是给患者止痛，使用1号药膏后，一般可在5~30分钟内止痛，而不必在加用其他止痛药。

此期若控制不好，就可能发展至急性感染期，若进一步发展还会形成溃疡，给创面的修复、愈合造成困难，并预诱各种并发症及疤痕的形成。急性感染期使用"滋润烧伤膏2号"，可以很快控制感染，减少内科常规用药量和应用抗生素的时间、以促进创面愈合；若已经形成溃疡，就会给创面的修复、愈合造成困难，此时用我们的"烧伤溃疡散"后，外敷"滋润烧伤膏3号或1号"，可减少并发症及疤痕的形成促进愈合。

在最近20多年的临床过程中，笔者发现有极少数患者对"滋润烧伤膏"发生过敏现象，后经过多年实践研创了"滋润烧伤膏4号"，适用于过敏体质的患者，相对疗程略长。

笔者家治疗烧烫伤已历三代、百余年，临床实践丰富，治愈患者无数。近20多年来笔者结合现代的医学认识，大胆创新，总结观察烧伤后的三期变化，创立了"滋润包扎疗法"，该疗法具有较强的止痛、抗渗出、抗炎抑菌作用和明显的化腐生肌长皮的作用，不仅对新鲜烧烫伤创面效果良好，对溃疡久不愈合者同样有效。该疗法突破了其他治疗方法的缺点，使用更加方便，患者更容易接受，能够减少、减轻疤痕等并发症的发生，尤其适合于基层诊所，门诊治疗烧伤创面面积在30%以下的患者，值得进一步的研究、推广。

张某，男，41岁，1998年12月23日就诊，因机动三轮翻车烫伤背部大部分及双下肢背面，背部脱皮，双下肢有大小不等水泡、口渴、唇干、烦躁、神志清、大便干燥、小便黄、舌红苔黄腻、脉数。检查：全部为二度烫伤，面积23%，因病情重，先行补液治疗，再用滋润包扎药膏处理创面，48小时换药1次，3天后病情稳定，因患者家庭贫困，要求停用其他药物，按时换药膏，17天后患者因发热，再静滴抗生素及退热处理，1天后又停药。第37天后烧伤创面愈合，无疤痕形成。

方药组成：凡士林、石膏、四季青等各适量，以凡士林为基质调膏。

用法：烧烫伤创面早期不强调清创，如有水泡则低位剪破放液，尽量保留泡皮及残留组织，将上述药膏均匀涂抹在创面上约2毫米厚，然后用绷带严密包扎。48小时左右换药1次，换药时也不强调彻底清创，一般小面积烧烫伤创面换药3～7次即愈。对于大面积烧烫伤除创面用药外，还必须辨证施治，加强全身治疗。

按：烧烫伤是火、沸水、热油及化学物质等理化因素作用于人体机表应起的急性皮肤损伤。严重者不仅伤及皮肉，而且火毒炽盛，亦会耗伤津液，影响脏腑功能，出现严重的全身症状。所以对烧烫伤的治疗必须综合判断，分清标本缓急，全身症状危重者先做全身处理，再处理局部创面。笔者根据家传验方，结合现代医药，总结创立的"滋润包扎疗法"经临床观察，认为对烧烫伤有以下独特的优点：

（1）具有显著的创面止疼作用。创面疼痛是烧伤早期的主要症状之一，也是患者最迫切要求解决的问题。涂抹该药膏后5~10分钟内疼痛缓解或消失，不再使用其他止痛剂。且患者合作，乐于接受治疗。说明该疗法药膏本身无刺激性，能保护末梢神经，使病变局部致痛代谢产物降低，因而疼痛减轻或消失。

（2）抑制细菌生长及预防创面感染的同时，能改善烧伤局部组织的生态环境，促进创面愈合。其他中药在凡士林创造的滋润环境中（近似生理环境）能最大限度地发挥作用，促进创面愈合。

（3）能够控制疤痕组织的过度分化增殖。该疗法不强调彻底清创及保留泡皮，能增加创面增生，促进创面组织愈合，并可能控制胶原纤维的过度分化增生，减轻疤痕组织的形成。从临床治愈病例来看可防止和（或）减轻愈合后疤痕的形成及引起的功能障碍。

7. "五颜六色汤"治疗皮肤病

皮肤病很少危及人们的生命，但是一般都很顽固、缠绵。患者常常痛苦不堪，医生往往是焦头烂额、疲于应付。故古有"外科不治癣，内科不治喘"的谚语。而笔者作为基层的中医，对于前来求治的皮肤病患者也是五花八门，什么症状表现的都有。开始笔者在临床上遇到各类皮肤病患者来求治时，只是根据书本上的一些记述，以外用方药，涂抹擦搽来止痒消炎、燥湿润肤等，也有些效果。但是大多数患者往往在暂时治愈后不久又复发，反反复复痛苦依旧，没有很好的治疗皮肤病的理论及方药。自从跟师赵振兴老师以后，看到赵老在治疗皮肤病患者时一般不用外用药，而是用一个方子加减变化，而且疗效很高。通过一段时间的临床观摩、体会，也收集到了赵老师临床治疗一些皮肤病病例，找到了其中的一些规律。后来笔者在自己的临床过程中，遇到皮肤病的患者来求治时，模仿赵老师的方意来应用组方治疗，取得了一些心得。最近又专门向赵老师请教了关于该方的创立过程、应用范围及药物组成、方义等。不愿自秘，简介如下：

赵老师说：这个方子我现在命名为"五颜六色汤"。其药物组成为：紫草、黄芩、何首乌、白茅根、青皮、红花、佩兰等。这个方子是我在行医30多年当中，逐渐感悟到《内经》中所说的"五色入五脏"的理论，还有现代科技研究的太阳七色光谱的照射对人体和万物的影响作用，再结合中医的天人合一的理论而引入到临床中的。大约在20余年前，在以上思路的启发下，临床过程中又经常遇到很多久治不愈的皮肤病患者来求治。于是在临床中就摸索一些药物的作用，开始时是使用的"皮损药组"等，也有一定的疗效，后来就在"皮损药组"的基础上而逐渐摸索、演化、定型成了现在咱们看到的"五颜六色汤"。

因为中医理论认为：五色入五脏，五色之中，红赤紫色属火，入心、入血，并且具有振奋机体的功能，红色食品还对心脑、泌尿系统功能调节有益处。青色属木归肝，黄色属土归脾，白色属金归肺，黑色属水归肾等。

古人认为：何首乌善补后天营血，专入肝经以益血祛风，能益精气具阴阳平秘之功，滋补以息风。凡物之能滋润者，必其汁液之多也。物之能补养者，必气味之厚也，该方以何首乌为君，配合不同颜色的、经过特别筛选的其他药物组合成方。具有：养血祛风、清热化湿、调达气机的功效，以调节人体五脏功能，使失调状态趋于平衡。

制何首乌：入肝、肾经，补肝益肾，养血祛风。

黄芩：入心、肺、胆、大肠经，泄实火，除湿热，祛肌表之热疔疮。

佩兰：入脾胃经，发表祛湿，和中化浊，清肺散郁。

紫草：入心包、肝经，凉血活血，清热解毒，可治湿热斑疹，湿疹恶疮，痘毒，色紫入血，可清血分之热。

红花：入心、肝经，活血润燥，散斑疹血滞，善调气血不和，少用养血，多用破血。

白茅根：入肺、胃、小肠经，凉血清热，色白入肺，中空通气，清热而养阴。

青皮：入肝、胆经，疏肝消痰、调达气机。

从历代对这些药物的论述来看，这几味药除了具有不同的颜色以外，在功能上都可以用于调节机体的五脏功能和用于皮肤疾病的治疗。中医理论认为"有诸内，必形诸外"。同样，患者之所以有皮肤上表现的不适、病变，也可以认为是内脏功能的失调，故此"五颜六色汤"内入五脏而调其功能，使之归于平衡。外达肌表而疗皮肤病变。这样，机体内外协调、平衡而疾病自然易于痊愈。下面介绍几则运用"五颜六色汤"治愈的病案数则，以飨诸同道。

病例一：面部色斑、浮肿

某女，35岁，2008年3月20日初诊。

诉：面部色斑2年余，近半年来加重，面部浮肿10余天。2年前不明原因面部出现少量的色斑，开始没有在意，用化妆品可消除，后来逐渐加重。以至于面部淡黑色斑和正常皮色相间很是不雅，也因此经常羞于出门，内心非常痛苦。多方治疗及至美容院调理效不佳，近来又使用某化妆品后而出现面目浮肿，而来门诊求治。现：面部浮肿，色斑如上述。近来晚上经常睡眠不佳，善太息，易疲劳，心烦躁入暮尤甚，偶有寒热感，月经量少，色淡，舌淡苔白有郁滞线，脉弱。辨证为：血虚日久，五脏功能失调。

处方：紫草6g、青皮10g、黄芩6g、首乌15g、佩兰10g、红花6g、白芷6g、川芎10g、生熟地各10g、赤芍15g、当归15g、丹参10g、夜交藤30g、连翘10g、预知子12g。5剂，水煎，分早晚温服。

3月27日二诊：服药后诸症大减，面部浮肿消退，色斑亦不甚明显。自感心情舒畅，精力较前充沛。宗效不改方，原方再服7剂，愈。

病例二：头部牛皮癣，腰痛、腹胀。

邢某，男，48岁，2008年4月12日初诊。

诉：满头皮损红斑朵朵，起白屑，刺痒30余年，时轻时重，反复发作，近来加重。该患者年轻时即患此病，曾多方求治效果不理想。后去石家庄某省医院诊为牛皮癣。刻下：头皮红斑、白屑、特别刺痒，两侧为甚。大便溏，脘腹胀满，不欲食，腰酸胀痛，患腰椎间盘突出3年，全身乏力，舌胖大，苔白，脉濡，尺脉偏旺。辨证为：脾虚、肾亏。

处方：黄芩6g、紫草6g、青皮6g、首乌10g、红花6g、佩兰6g、白茅根20g、白术15g、川芎6g、柴胡10g、白芷6g、白癣皮10g、党参10g、防风3g。5剂，水煎，分早晚温服。

4月18日二诊：服药后症好转，刺痒减轻，白屑减少，腰痛等症依旧。

处方：黄芩6g、紫草6g、青皮6g、首乌10g、红花6g、佩兰6g、白茅根20g、白术15g、川芎6g、白癣皮10g、防风3g、太子参15g、川断15g、仙灵脾15g、茯苓15g。5剂，水煎，分早晚温服。

4月24日三诊：服药后诸症大减，头部皮损已基本消失，腰痛亦大好，饮食增加，自感精力充沛。宗效不改方，原方加减服至5月15日，自感各种症状均已恢复正常。欲服用散剂以巩固。于是把"五颜六色汤"原方配制成散剂，用仙灵脾叶泡水冲服每次6g，每天2次，连服1个月巩固之，愈。

按：以上两例患者，病例一是笔者运用赵老的思路第1次治疗的皮肤病患者。爱美之心人皆有之，何况女性。据她自己说为了脸上的色斑，曾在多家医院及美容院调理，花费了至少有万余元，效果甚微。

根据该患者的症候表现，辨证为：血虚日久，五脏功能失调。运用赵老的"五颜六色汤"方合四物汤加理气安神清热之品当为的对之法。据此服药半月余诸症皆消而愈。

病例二为一 30 余年的头部牛皮癣的患者。该患者除表现为头部皮损症状外，还表现脾虚肾亏的体征。据此运用赵老的"五颜六色"加头部引经药川芎和健脾补肾之品，服药后很快症状消除。由于病史较长患者怕再复发，要求再服药巩固。于是我们就把赵老的"五颜六色汤"制成散剂，以方便服用。

8. 利湿化浊散治疗中医湿热病

利湿化浊散是笔者根据历代文献和家传验方及多年的临证心得配伍而成。方药组成为：龙胆、黄芩、石膏、茯苓、藿香等药。临用时共研极细粉，每服 2~6g，10 天为 1 疗程，连服 3~6 个疗程，严重病例可延长服药时间。

病例一

某男，9 岁，河北省宁晋县某村人，2002 年 5 月 10 日初诊。

诉：就诊前曾在省城某医院住院 7 天，诊断为鼻窦囊肿，准备手术，因故未手术而求治于此。刻诊：医院 CT 示鼻窦囊肿。鼻流黄浊涕，量多，头昏蒙胀痛，口黏不欲饮水，下肢沉重乏力，大便黏滞不爽，舌苔白厚浊腻，脉濡微数。中医辨证为：湿热之邪困阻、浊气上泛清窍。治宜：清热祛湿、化浊止痛。

处方：利湿化浊散 1 料，每次 3g，一日 3 次。鼻炎喷剂 1 组，喷双侧鼻腔（保持鼻腔通畅，引流顺畅），一日 4 次。

5 月 20 日二诊：诉用药 5 天后诸症大减，已能上学读书。鼻炎喷剂用完后停用，利湿化浊散继续服用。约 5 个月后诸症皆除，舌、脉正常。县医院两次 CT 片均示鼻窦囊肿消失。随访 2 年多未复发。

病例二

刘某，男，42 岁，河北省宁晋县某镇干部，2003 年 3 月 17 日初诊。

诉：精神倦怠、全身乏力、失眠 10 多年。曾多方求治而不愈，石家庄、北京等地数所大医院西医诊察无特异性病变。诊断为植物神经功能紊乱、神经衰弱症等，但治疗乏效，治于此处。刻诊：舌苔白厚如积粉，脉濡缓。头脑昏蒙，腹胀纳呆，全身乏力懒动，大便黏滞下坠不净。辨证为：湿热困阻。遂处方：三仁汤合达原饮原方 7 剂。后一直未来诊。

约 2 个月后来诊，曰：服完 7 剂中药后症状有所缓解，因一直以来对中医药存有疑虑，又去了省城某大医院就诊数次，查无异常。处方服药至今，反而病情又有所加重，无奈又至此处求治。刻诊：舌苔黄白厚腻、板贴不松，脉象濡缓。头昏沉，四肢乏力，老想躺着睡、但睡不着，肠鸣腹胀满、无矢气，不欲食，微恶心，阴囊部位出黏汗不止。诊断为：湿热浊邪困阻脾胃，弥漫三焦。

处方：连朴饮加减，利湿化浊散 1 料。汤剂日 1 剂，水煎，分 2 次温服。散剂每服 4g，日 3 次。如此服用 20 日后，诸症大减。因汤剂服用不便，停用汤剂，坚持服用利湿化浊散。半年后健康如常人，告愈。

按：中医所谓湿热病是指由湿热病邪引起的诸多病症的总称，在外感和内伤杂病中均可见之。近些年由于生活水平的不断提高，饮食结构的改变，大多数人由有数千年的"藜藿之体"渐转变成"膏粱之躯"，酒肉炙煿及各种保健品、营养品、补品不绝于口，因此当今临床所见湿热病患者以饮食内伤为多。从现代临床来看，中医湿热病所涉及西医的很多病种，如伤寒、菌痢、肝炎、肾炎、盆腔炎、鼻窦炎、神经衰弱、湿疹等，均可表现出中医湿热病的症候。由此可见中医的湿热病并不是特指西医的某一种病，其内涵是非常丰富的，涉及现代西医临床诸多病种的不同阶段。

方中龙胆草、黄芩味苦、性寒，清热燥湿。生石膏《神农本草经》谓微寒，具有除烦止渴之功；藿香、菖蒲芳香化浊、醒脾祛湿。诸药相伍为用，具有醒脾祛湿化浊、清热除烦止痛之功效。临床应用时可根据湿热病表现症状不同或以芩、胆为君，或以藿、菖为君加减变化。

9. 跟师一得——高压锅煎煮中药的方法

请中医诊治疾病，就免不了要煎煮中药。当今社会人们的工作、生活节奏日益加快，大多数的人都感觉煎煮中药麻烦、费时，甚至成了某种负担。虽然近时以来各种煎药设备层出不穷，但是由于种种原因，并不尽如人意。很多医生、患者都反映，煎药设备煎煮的中药不如自己煎煮的疗效好。而中药的先煎、后下、再煎等问题也不能很好的解决。

笔者自跟随石家庄市中医院赵振兴主任学习以来，屡屡听到、看到赵师嘱患者使用高压锅煎药的方法，甚是新奇。又听到、看到复诊的患者们对此煎药方法满意的笑容。就详细的聆听了赵师关于此煎药法的创制、运用于临床的过程：赵老师说他在多年的临床过程中也是深感患者煎药之苦、之烦，尤其是近些年来社会生活节奏很快，人们患病后再去煎煮中药费时、费力、还麻烦，于是就萌生了要寻找一种如何既提高煎药效率，又不影响药效、还方便在家庭操作的想法。就此赵老师在煎药方面做了很多试验，也验证了许多煎药的工具和方法，最后选定了高压锅煎药。运用于临床以后经过和其他的煎药方法的对比、观察，发现效率提高了几倍，对于药材物质的煎出率等和传统的煎药方法也有提高。

其具体的方法是：根据高压锅的容量大小，一次把2～5剂药放入锅内，用适量的水（一般1剂药用一碗水即可）浸泡 1 个小时左右，盖上锅盖，压上阀，大火烧至上汽，关小火再熬 10 分钟左右关火即可。放完汽将药汤倒出后沉淀，将沉淀物扔掉，剩余药液备用，然后再加入暖瓶里的热水适量，如上述过程再煎煮 15 分钟关火，倒出药汤。将两次药液混合即完成操作。每天早晚各 1 次温服（几剂药就分几天服用，并注意冷储藏）。

赵老说：高压锅煎药有以下几点优势：第一，高压锅煎药能够很好地解决先煎、后下的问题。所谓的后下，就是指具有挥发性质的中药，如果煎煮时间过久的话，药气就会大量挥发而达不到应有的疗效。而高压锅是压力锅，煎煮时药气挥发很少而成分确容易煎出，所以就能够尽量多的保留挥发性的、需要后下药物的有效成分。所谓的先煎，就是指药味厚重或矿物质类的中药成分难以煎出，所以要久煎。而高压锅是在一定的压力下煎煮，这样一些难以溶解出的药物成分，就比常压下的煎煮方法分析出的药物成分要多。这样就很好地解决了这个问题。第二，高压锅煎煮还具备了现代医学消毒、灭菌的理念。中药由于大多数是原生态的物质，在其加工、运输、储存、药师分剂等的过程中，难免发生虫蛀、真菌等污染。用高压锅煎药在一定的压力下，对一些污染就可以起到一定的洁净、消毒的作用。第三，由于可以根据高压锅的容量大小一次煎煮几剂药，这样就节省了大量时间，也就节省了能源。从以上优势来看，这种煎药方法节能、卫生、方便、高效，符合现代人的生活节奏，是一种非常值得向广大人民群众推广的中药煎煮方法。

第三章　医海拾贝

一、外感、全身

1. 普通感冒验方（吴化育方）组成：酒川芎5g、白芷3g、薄荷5g、桔梗5g、连翘9g、杏仁5g、苍耳子9g、白茅根18g、白苇根（芦根）9g、黄芩6g、竹叶3g、甘草3g。水煎服。主治：感冒初起头痛、鼻塞流涕、微恶寒、周身倦怠、时或喷嚏、嗓子发痒等。本方为疏风解表，清理上呼吸道之良方，既能解表清理头目咽喉，又能疏散在肌表之邪，实为初感得意之方剂。

2. 流行性感冒验方（吴化育方）组成：豆豉12g、栀子6g、薄荷6g、桑叶6g、桔梗5g、炒芥穗5g、苍耳子5g、杏仁6g、菊花6g、白茅根12g、天花粉9g。水煎服。主治：流感，发热、头痛、流涕、咽痒、咳嗽或微恶寒、周身不适等。本方为疏表清解法，专治流感，一般服药2~3剂即可热退，症状消除。遗留咳嗽，继服气管炎丸即可痊愈。若外感症状已净，而余热未清，大便干燥者，可服紫雪丹2.2~3g，发热即退。

3. 临床治疗有截断治疗法。上海姜春华先生临证重视截断方药研究。感冒群药即为截断疗法的应用，对流感发热不退，优于西药，屡用屡验。常用方为：羌活10g、公英30g、板蓝根30~60g、大青叶9~15g、贯众6g、青蒿20~30g。

4. 何绍奇老中医治外感初起，症见恶寒、身痛、高热不退、口渴、咽痛、无汗或汗出不畅者，取败毒散之荆芥、防风；竹叶石膏汤之竹叶、石膏；小柴胡之柴胡、黄芩；银翘散之银花、连翘。1～2剂即可退热，屡经运用。自谓此方虽杂凑而成，但亦得金元之余绪，名之为辛凉解表方亦无不可。盖辛以解表，凉以泄热也。组方：荆芥、防风、竹叶、石膏、柴胡、黄芩、银花、连翘。

5. 青蒿与银柴胡二药相伍可退低热久治不退，常收良效；桔梗与黄芩为清上焦心肺要药；银花、连翘清热解毒效佳，以上三对药合用（抗流感六药），可用于多种发热性疾病，疗效肯定。

6. 山西省中医研究所老中医靳文清临床治疗高热不退，采用酸寒退热法效佳。所谓治热不用酸寒，犹救火不用水。常用酸寒药物有乌梅、马齿苋、犀角（水牛角）等。

7. 临证凡遇重感冒，在用药的同时可限制高热量食物，最好是节食1～2天，只喝开水，少食饭，让肠胃休息一下，频频服药，往往恢复较好。这是前辈留下的宝贵经验值得学习。

8. 小柴胡汤为和解之剂，又是清热之剂，为临床常用。本方与生石膏、白薇同用可治疗高热不退，服药后可见明显小汗出即可退热。石膏、白薇可使营卫气血皆清，生石膏用量30～60g、白薇10g，与小柴胡汤同用，对多种感染性疾病所致的高热不退，有良好的退热功效。

9. 青蒿一药，人们多以为其为退虚热之品而用之，其实本品既可退虚热又能退表热，解热之力宏而不发汗，为临证不可多得解热之佳品。亦可用于多种发热性疾病，有良好的疗效，常用量为3～10g，临床应用可不拘证型，10～40g加入应证方药中，年老体弱多汗者不超过15g。现代临床证实青蒿有解表透邪，清热降火，凉血解毒，化湿利胆，透络消肿等功能，故应用广泛。因其退热范围广，解热迅速，作用持久，治疗彻底，对多种发热性疾病有特殊的退热功效。

10. 夜间低热日久不退者，可用白芍20g、青蒿10g、白薇 10g，水煎，午后分 2 次服用，效可靠。

11. 柴胡 30g、黄芩 20g 与白蛇合剂同用，可治急证高热。

12. 临证凡见自觉身热但体温不高，或局限于身体某一局部发热，如主诉手足、颜面、背部或肛门周围发热均可在应证方药中加入栀子一味，常收奇效。

13. 临证凡遇现代医学诊断之神经性疼痛，可在应证方药中加入炒白芍 60 ~ 90g、细辛 3 ~ 6g、甘草 6 ~ 12g，对消除标证有殊功，辨证遣方治本，标本同治，其效甚佳。

14. 临证在治疗肺感染、上感高热、支气管扩张及温病时，若采用和解枢机，清化痰热，宣肃肺气法，常收佳效。常用小柴胡汤加银花、连翘、白花蛇舌草合感冒群药治之，收效相当理想。方中柴胡、银花、连翘用量需在 20g 以上，白花蛇舌草可用至 40 ~ 60g。

15. 现代药理研究已证实，荆芥、防风合用有良好的抗炎和解热镇痛效果。感冒初起小柴胡汤加荆芥、防风，常能截断病势，迅速缓解感冒症状，屡用屡验。

16. 风痱之为病，以突然瘫痪为特征，表现为偏瘫或截瘫，身无痛，多无意识障碍，或仅有轻微意识障碍，其症与脑血管意外，外伤截瘫，风湿、类风湿所致者的瘫痪不同。本病临床可见于急性脊髓炎、急性乙醇中毒、夏日空调病、多发性神经炎等疾病，临床若遇突发性瘫痪者，要想到风痱一病。用《古今验录》之续命汤原方可收奇效，有不可思议之妙。方药为：麻黄 9g、桂枝 9g、人参 9g、生甘草 9g、干姜 9g、生石膏 9g、当归 9g、川芎 5g、杏仁 12g，水煎服，连用 3 ~ 5 剂。善后可用八珍汤加黄芪、防风、怀牛膝调养以善后。

17. 中风偏瘫，古人有右痪左瘫之说，有一定的指导意义，临床可参考。左侧半身不遂者，祛瘀为主，可用桃红四物汤加胆南星、竹沥、竹茹、丝瓜络等治之。右侧偏瘫则以祛痰为主，用二陈汤加胆南星、竹沥、瓜蒌、花粉、桃仁、红花等治之，坚持服用，可收效。

18. 昼间嗜卧，临床治疗可从"脾困人则困"入手，调理脾胃，化浊升清可收效。常选方药可用异功散合加味清震汤加石菖蒲 10g、羌活 3g、藁本 3g 治之。

19. 甘草与生蒲黄按 3:1 比例制成散剂，用于血小板减少证，服用后即可使出血改善，10 天后血小板上升。

20. 人参、黄芪、补骨脂相配伍，既可治疗白细胞减少证，又能预防化疗、放疗的副作用，可在放化疗之前服用。阿胶不仅可生新血，还能使肌细胞再生，可防治进行性肌营养不良。

21. 白细胞减少方：黄芪 30～60g、黄精 20g、桂枝 10g、炒白芍 10g、虎杖 20g、鸡血藤 30g、当归 10g、炒白术 10g、枸杞 10g、麦冬 10g、砂仁 6g。水煎服，日 1 剂。

22. 龙骨、牡蛎重以镇怯、安神定魄，加鬼针草、苍术，可壮胆、安神、除烦定惊，上四药与夜交藤合用，可调五脏、增睡眠、消噩梦、悦心志，屡用屡效。患者普遍反映本方服后噩梦明显减少，而且醒后做梦内容多记不清，并有心情舒畅之感觉。

23. 白花蛇舌草为清热解毒之良药。现代临床已证实该药能刺激网状内皮细胞系统增生，促进抗体形成，使网状细胞、白细胞的吞噬能力增强，达到抗菌消炎的目的。应用本品用红糖为引，效力可增强。

24. 临证发现抑郁症病人舌质多红或暗红，多数舌苔偏腻，此种舌苔、舌质反映出其消化、神经内分泌系统机能之紊乱。从中医角度分析，患者出现白腻苔或黄腻苔为湿浊或湿热为患。若经过调治舌苔由黄腻转白，或腻苔转为薄白苔，均为病情见轻之佳兆，反之则说明病情加重。苔腻的程度与病情之轻重呈正相关。如此可以根据患者苔腻的程度估计病情轻重，预测预后变化。

25. 仙鹤草、乌药、太子参、枸杞合用可治全身乏力、精神差。

26. 仙鹤草40g、党参20g、老鹳草15g、羌活10g治疗睡后不解乏。

27. 治颤四药：钩藤、蝉蜕、珍珠母、羚羊角粉，此四药研粉，用应证汤药冲服效佳。

28. 震颤麻痹属中医肝风、颤振范畴，多为阳有余而阴不足之证，临证可从滋肾水、温肝木入手，久服可效。赵振兴老中医多用傅青主之引火汤加龟板、龙骨、牡蛎、浮小麦、石菖蒲、远志、天麻、白蒺藜治之，长期调治有效。三芍（生、炒、赤芍药）配钩藤、白蒺藜可治颤震证。

29. 检查血脂指标：若发现甘油三脂高为主的，预防重点在脑中风，治疗时从痰浊入手，常用方选温胆汤加草决明、桑叶、荷叶；若胆固醇偏高者，预防的重点在冠心病，治疗时从痰瘀入手，可用瓜蒌薤白汤加丹参、降香、赤芍、地龙治之。此乃赵振兴老中医多年临床观察所得之经验，临证时可资参考。

30. 赵振兴老中医临证治疗白细胞减少可取虎杖、鸡血藤、黄芪、党参、陈皮；治疗红细胞减少常用女贞子、龙眼肉、阿胶珠、仙鹤草、大枣；血小板减少用虎杖、生地、鸡血藤治之，验之有效。自拟血小板减少方：仙鹤草30g、旱莲草15g、虎杖20g、生地30g、鸡血藤30g、炒白芍15g、陈皮6g，水煎服，久服有效。

31. 紫草性味甘、咸、寒，归心、肝经，有凉血、活血、解毒之功效。临证多用于治疗血热毒盛、斑疹紫黑、疮疡、湿疹、水火烫伤等。赵振兴老中医临证体悟本药与紫参、紫花地丁三药合用可清血中热毒，护肾保肝。现代药理研究发现紫草中的紫草素是有一定的抗癌、抗炎、抗菌等作用，可在实践中积累经验。

32. 赵振兴老中医经验：临证凡见西医诊断为细菌感染性疾病，由于邪毒内留、毒热入血、血热互结、瘀毒并存者可予以清热解毒方治之，有奇效。处方：紫草 10g、地丁 10g、紫参 10g、大黄 6g、三七粉 3g（冲服），日 1 剂，连用 7～10 天，常见佳效。此法不单独使用，可作为西医治疗之辅助，有益而无害。本方已被西医同行认可，称其为"菌毒并治方"。

33. 周燕麟老中医经验：对于狐惑病，此证无论是急性期还是缓解期均可较长期服用《外科证治全生集》中的犀黄丸或辨证使用醒消丸，此二药为外科圣药，均含乳香、麝香、没药，具有活血化瘀、消肿生肌之功，麝香则辛窜温通，导诸药达全身。犀黄丸中之牛黄清热解毒之力最强。醒消丸中少量雄黄补肾，因久病及肾，用此药而可收全功。

二、头面、五官部

1. 治头痛，偏寒者用川芎、吴茱萸、白芷；偏热者选菊花、桑叶、蒲公英；偏后脑者用葛根、羌活、炙麻黄；偏前额痛用黄芩、白芷、蔓荆子；偏两侧痛用柴胡、川芎、白蒺藜；偏巅顶痛选藁本、吴茱萸、清半夏；顽固性头痛加僵蚕、地龙、蝉蜕；头蒙、头重、头痛用土茯苓、荷叶；头痛兼见头蒙不清可用少量甘松、羌活；头痛兼见鼻塞者用露蜂房、白芷、辛夷；眼眶疼痛用龙胆草、白蒺藜、炒芥穗。随症用药重在经验的积累，功底在于平日之临证。

2. 血管紧张性头痛，临床多见于脑力劳动者，或经常长时间与电脑为伴者，往往工作紧张、劳累、少寐加重。临床用夜交藤预知子汤合柴葛解肌汤治之，疗效确切。

3. 巅顶头痛，阴雨证减，日晒则重，冷水洗浴则症减，此为水不涵木所致，用六味地黄汤加藁本治之可愈。肾水不足，水不涵木，肝肾阴虚，虚火上扰则巅顶痛，故用六味地黄汤有效。

4. 头痛之人治疗勿忘活血化瘀，久痛必瘀；肢体震颤多为肾水大亏，肝血不足，治疗重在填精补髓；面瘫（单纯性），治在祛风，病初祛风通络为主，日久不愈则需气血同治，稍佐祛风之品常收良效。

5. 临证若见头痛必吐清涎，胃脘喜暖怕冷者，可用大枣1~3枚去核加生姜切碎入其内，锅内焙焦，冲水当茶饮之，暖胃散寒降浊，头痛即减。若用药调治可从中气虚寒入手，宜用六君子汤加当归、黄芪、木香、炮姜、荷叶、砂仁治之，有良效。

6. 赵振兴老中医经验：眩晕证，临床应抓住虚实两端论治。虚者，脾气虚，肝血虚；实者，瘀血湿邪内阻。症见眩晕、恶心呕吐、耳鸣、胸胁胀满，舌暗淡苔白，脉沉弦者，治宜养血舒肝，健脾。方用：仙鹤草30~60g、泽泻40g、葛根30g、当归10g、川芎6g、白术20g、白芍15g、云苓15g、射干9g、前胡9g，本方对内耳眩晕有奇效。若因脾虚，痰饮内停引发眩晕者，症见头晕目眩，如做舟车，四肢无力，神疲少神，纳差便溏，舌胖大有齿痕苔白厚，脉弦或虚无力者，可用补中益气汤加葛根40g、泽泻40g。

7. 眩晕初作，证属痰饮内阻者可用泽泻20~40g、炒白术20g、（泽泻汤）加仙鹤草40~60g治之，效果甚佳。

8. 荆芥、防风其性清扬上行，善疏头面风邪；巴戟天益肾，善祛面部游风；路路通味辛善通，祛风活络，畅通血脉，四药加入应证方药中可治疗口眼㖞斜，面肌痉挛，有良效。

9. 桂枝、羌活、防风、白芷水煎10分钟加入白酒1两熏洗或热敷患处，可治面部神经麻痹致口眼㖞斜有良效，尤对不能服中药者适用。

10. 血府逐瘀汤加白芷、天麻、白蒺藜，可治外伤性眩晕有良效。外伤性眩晕，多因跌仆坠损、头脑外伤、瘀血内阻、经脉不畅、清阳不升、头目荣养失调而致眩晕诸症。

11. 临床观察发现石楠藤、川芎、天麻、白芷、蔓荆子治头痛有特效。不论何种类型，均可在辨证的基础上应用诸药，头痛即可减轻或消失。

12. 治疗老年痴呆的理论根据《内经》曰："人始生，先成精，精成而脑髓生。""脑为髓之海。""肾藏精生髓。"明李时珍云："脑为元神之府。"《医学心悟》"神主智，肾虚则智不足。"常用方为六味地黄丸加黄芪、党参、益智仁等，治则为益肾填精，积精养神。赵振兴老中医经验：熟地、人参、制首乌、女贞子、枸杞相伍，补元气益精髓，固下元，安神益智，临床对老年痴呆可在应证药物中加入上药，久服有效，煎剂效宏。服药时，可用速效救心丸2～3粒为引，疗效更佳。

13. 鸡血藤与藁本相伍有活血养血、润肤祛斑之效，面部色素沉积者可在应证方药中应用。现代药理研究表明茯苓、白术、僵蚕、藁本、沙苑子可抑制酪氨酸酶的活性，促进黑色素分解。临证治疗黄色斑时可参考应用，常常提高疗效。

14. 白芷、浮萍质轻上行，善通头面部脉络，二者与桂枝同用有开合面部毛窍之殊功，与五颜六色汤合用可调和五脏，有净肌肤，消面斑的作用。

15. 现代药理研究，白芷富含白当归素，虎杖富含白藜芦醇，二药合用，可消面部黄褐斑。

16. 临证治疗面部斑点或色素沉积，可用加味四物汤或应证方药的基础上，结合具体部位加用适当的药物以提高疗效，如发于额部加荆芥、防风、麦冬、黄连；发于左侧面颊部者可加白蒺藜、柴胡、木蝴蝶、苏叶；发于右侧面颊部者可加桑白皮、花粉、瓜蒌；发于鼻旁或鼻部者可加薏米、白术、苍术、茯苓；斑在下颌部加菟丝子、女贞子、旱莲草、仙灵脾。

17. 白蒺藜、僵蚕、白芷、菟丝子、木贼草、坤草诸药对面部黑斑均有治疗作用，临证可参考应用。苏叶、苏梗、天冬、鸡血藤可行面部，消斑通络临证常用，若结合辨证，收效可靠。

18. 夏枯草苦寒辛散，临证应用有清火散瘀结之功。治疗痤疮一病可取 20～30g 以消散皮下结节郁滞，对结节性痤疮有效。常配伍当归、坤草、连翘、大贝、荆芥、防风应用，结合辨证疗效尚满意，可资参考；野菊花轻清向上，善攻面部热毒壅滞；白花蛇舌草清热散结，现代药理研究发现其有抑制皮脂腺分泌的作用，二药相伍可用于面部油脂分泌旺盛之痤疮的治疗，有一定疗效。

19. 黑芝麻 300g、何首乌 300g、羌活 10g、川芎 10g 共为细粉，每次白开水冲服 2～3g，日 2 次，连用 3～6 个月有乌黑头发的功效。本方对中老年人有效，长期服用可见黑头发增多。

20. 三叉神经痛方：生白芍 30g、炒白芍 60g、赤芍 30g、炙甘草 30g、炒枣仁 20g、木瓜 20g、白芷 6g、钩藤 30g、云苓 30g，水煎服，日 1 剂，连用 7～30 剂可效。

21. 徐长卿、密蒙花、石楠叶三药合用有祛风止痛之殊功，治三叉神经痛可在辨证的基础上加入三药，常收奇效。蔓荆子味苦性平，既可散风止痛又可清利头目，与土茯苓相伍对各种头痛均有效果，尤对头痛见头重者有奇效。

22. 面瘫用针灸有效，老人、小孩及畏惧针灸者，可用马钱子、白附子各等份研粉，撒布于伤湿膏上贴于地仓穴左歪贴右，右歪贴左，1 日 1 换，一般 7～10 天可愈。

23. 面肌拘紧、抽动跳痛，可用四物汤加秦艽、地龙治之，常收佳效。方中加入巴戟天更妙。

24. 眼皮跳或眼眉跳中医称为胞轮振跳，为气血不足，日久有瘀所致，临床上，可用四物汤治之有良效，也可加蝉衣、白蒺藜、荆芥、防风常收佳效。

25. 腮腺炎方：银花 30g、公英 30g、甘草 10g、白花蛇舌草30g、白茅根20g、赤芍10g、柴胡9g。水煎服，日1剂，连用3~7天即效。若遗留淋巴结肿大或腮腺硬结不散者，可加夏枯草、大贝、元参、牡蛎等治之效佳。

26. 小柴胡汤合白蛇合剂治痄腮有良效。加生石膏、细辛、骨碎补、白蒺藜治牙痛效果满意。

27. 牛蒡子疏散风热，解毒利咽；生甘草泻火解毒，二药相伍可治上焦风热毒邪。生甘草可助牛蒡子加强利咽解毒的作用，同时甘草缓中可防牛蒡子性凉滑肠之弊。临床可治疗急性扁桃体炎、急性咽炎等。常用方剂为：加味白蛇合剂（白花蛇舌草30~60g、白茅根20g、赤芍6g、牛蒡子6~12g、生甘草10~15g），亦可用二药等分研粗末水煎片刻，放杯内代茶慢慢含漱下咽，可治急性咽喉疼痛，效佳。

28. 山西省中医研究所许玉山先生，原籍河北省赵县。其口疮吹药有良效，可自配备用之，其功效为清热解毒，化腐生肌。配方用药如下：炒五倍子6g、炒黄柏6g、黄连6g、元明粉4g、硼砂6g、冰片3g。上药共为细末，合匀储存于瓷瓶中，勿令泄气味，备用。若疮在口唇，可将药末撒布患处，即流涎水，热毒遂涎而出，日撒3~4次；若口疮在口腔深处，或舌下，或者咽喉部可将药粉吹患处，令流涎水，涎水和药咽下也无妨，悉数应用。一般口舌生疮，小儿红白口疮，搽之数日即愈。

29. 甘肃省中医院杨作梅先生治口腔黏膜扁平苔藓方：升麻15g、银花30g、连翘30g。水煎3次合匀，一半内服，一半含漱。凡阴虚虚火上炎，上实下虚者去升麻；若病久连翘减半。

30. 口腔溃疡若为火毒所致者可用升麻、甘草治之，二药需重用15~20g，方效。升麻清热解毒可直折燔灼之炎；生甘草除清热解毒之外，更可扶助中气，且甘守津还。

31. 顽固性口舌生疮在应证药物中可据"气有余便是火"

之理加入焦槟榔，将上炎之有余之气下降达足下，再加川木通引上热同归小便中，可收佳效。

32. 口舌生疮缠绵日久、数年不愈，若见神倦乏力、面色萎黄、舌体胖、苔薄白、脉弱者，可考虑为中气不足、气阴受损，阴火上升灼伤黏膜而为溃疡。赵振兴老中医常取杨兰水院长经验，用黄芪 30g、当归 30g、金银花 30g 三药为主治之，常收奇效。此三药药量不可减，减则效差。中医认为火与元气不两立，一胜则一负。久患口疮中气不足，必致阴火上升。取黄芪大补元气，补中升提，托疮生肌；金银花甘凉清热解毒，善化瘀毒；当归甘温养血，活血化瘀而祛瘀生新。临证可根据病人情况酌情加入生甘草、麦冬、元参、升麻、蛇莓诸药收效。

33. 临证凡见牙龈出血，均可在应证方药中加入枸杞 10～20g 有良好的止血之功，慢性肝病之齿衄效果尤佳，但凡肝肾阴虚之齿衄均可选用之。

34. 白蒺藜，既能散外风又能息内风。本品入肝经有散风定痛之力，与骨碎补合用治各种牙痛有奇效。

35. 中医认为鼻窍属肺，鼻内属脾，鼻窍通畅与否归属于脾，故有中气不足、诸窍不利之说。临证对过敏性鼻炎之治疗重在升阳气，可用玉屏风散合桂枝汤加减治之。方中玉屏风散大补肺脾之气；桂枝汤调和营卫，善补清晨之阳气；苍耳子、辛夷、白芷疏风解表、通利鼻窍而过敏性鼻炎晨间症重，诸药尤为适合且合拍，效佳。

36. 选奇汤方出自李东垣《兰室秘藏》，原方由甘草、羌活、防风、黄芩四药组成（一方有半夏），治"眉骨痛不可忍"。临证常用于治疗外有风寒内有痰热之头痛、鼻窦炎，有佳效。

37. 过敏性鼻炎可取苍耳子散通鼻窍、散风邪；用玉屏风散固表止汗、扶助正气；再加芥穗、乌梅、地肤子祛风脱敏；

甘草调和诸药而治之，临床常收佳效。

38. 徐长卿、乌梅、防风、白芷诸药合用有祛风脱敏，宣通鼻窍之功。过敏性鼻炎可选，感冒后鼻痒流涕、鼻塞不畅可用。其中徐长卿清热解毒、祛风通络止痒；乌梅抗过敏止涕；防风祛风固表；白芷通鼻窍。

39. 治鼻炎若见鼻塞较重者，可取炙麻黄、白芷、辛夷治之；鼻塞脓涕必用白芷；鼻流清涕必选细辛、干姜；鼻涕浊臭者选藿香、苍术；头痛可选蔓荆子；体虚易感者用玉屏风散治之。

40. 荜澄茄一药善收敛，其性温燥，临床对慢性鼻炎多清涕者，可在应证药物中加入常收良效。

41. 徐长卿活血化瘀，有抗过敏之殊功；乌梅敛肺养阴，与苍耳子相伍，有敛肺通窍之功，诸药相伍对过敏性鼻炎有效。外感病人见鼻塞流涕者可与羌活、薄荷、蒲公英、牛蒡子（感冒四药）配伍使用，效佳。若见鼻痒、喷嚏频作者可加蝉蜕、防风；鼻涕清稀、长流不断者加辛夷、石榴皮。

42. 临床发现西医诊为抑郁症的患者头蒙，头痛者居多，追问病史多数都患有慢性鼻窦炎，临床按癫证论治，辨证属痰滞心窍，运用夜交藤预子汤合苍耳子散治疗，常收佳效。此病治疗的理论依据源于《景岳全书·癫狂痴呆》篇："癫病多有痰气，凡气有所逆，痰有所滞，皆能闭经络，格塞心窍。"

43. 中医耳鼻喉科干祖望老中医在总结前人经验基础上，提出"耳聋治肺，鼻塞治心，咽燥健脾，清涕责肾"的观点，对临床遣方用药确有疗效，可在实践中探索。

44. 耳衄（即外耳道出血）临床少见，西医往往束手无策，多按外耳炎症治疗，效不佳。中医古书有记载，赵振兴老中医收集资料如下：

（1）耳衄方：六味地黄丸或逍遥散加龙胆草；外用龙骨末吹之。（清吴澄《不居集》）

（2）"耳衄者，耳中出血也，属肾家虚火，假肝势而升腾，宜用大补阴丸加入丹皮、桑叶治之。"（《医家四要》）

（3）若胆经有热致耳衄者，可用温胆汤加龙胆草、栀子炭治之。

45. 民间治疗中耳炎偏方两则：

（1）香油 50g、蜈蚣 2 条，将香油烧至锅内温度六成热时放入蜈蚣炸枯，待油凉后加入冰片 1g，搅匀贮瓷瓶内备用。使用方法：用一次性注射器抽药汁 1/4 毫升，滴入患耳内数滴即可，日滴 2 次，次日用药前先用双氧水洗净患处，拭干后重复用药，连用 1~2 周即愈。

（2）腊月时节猪苦胆 1 只装入明矾适量，用线扎口挂阴凉通风处晾干，然后将胆内风干之药研细粉备用，使用时先清洗患耳，然后将药粉吹入患耳，日 1 次。

46. 桑白皮、辛夷二药相伍可用于分泌性中耳炎的治疗，能有效缓解患者耳胀、耳痞等症状。其中桑白皮性寒味甘，清热利肺，有消痰利肺之功；辛夷性温味辛，祛风通窍，能使咽鼓管通畅。

47. 链霉素中毒所致头晕耳鸣效方：骨碎补 30g、炒香附 30g、柴胡 10g、川芎 15g。上药焙干共为细末装胶囊，每次 2~3 粒，日 3 次，饭后温开水送服，连用 1~5 周见效。

48. 双目干涩可用"润燥明目四药"治之，炒白芍、石斛、决明子、茺蔚子四药可单独应用，亦可加入应证方药中使用。本方可调节泪液生成，肝化液为泪，诸药入肝养阴生津，润燥养目，可有效地保护和修复目因干燥所致之损伤。

49. 石菖蒲与苍耳子合用有通耳窍之功，治疗耳聋、耳鸣常与蝉蜕、射干、前胡、磁石同用效佳。

50. 耳鸣六药：柴胡、白芍、川芎、香附、葛根、石菖蒲。

51. 单纯性近视眼中医称为"能近怯远"，西医认为与环境因素与遗传因素有关，中医认为精血不足，目失濡养为其主因，与肝肾二脏关系尤为密切，临证用滋养肝肾，佐以舒筋活络之法有效。常选方药为杞菊地黄丸加菟丝子、楮实子、桑葚、杜仲滋肾补肝明目，佐木瓜、伸筋草舒筋活络，使痉挛之睫状肌得以舒展，眼肌功能改善而提高视力。此病需经时日，坚持服药方可收效。

52. 覆盆子、沙苑子、枸杞、五味子、鬼针草合用可治眼干。

53. 沙苑子、白蒺藜、枸杞、川椒目可治眼晃。

54. 炒槟榔重用可降眼压。

55. 临证对口唇干裂者，可取黄精、藿香、佩兰治之，收效较好。若细细辨证则需从温阳益气，健脾除湿，滋脾润燥，稍佐凉血消肿之品入手则可十全。

56. 南京中医药大学研究证实益智仁归经在奇恒之腑脑，为益智仁的临床应用提供了重要依据，临证可细细参悟。

三、颈、咽喉部

1. 颈椎病见头晕、手指发麻者可用下方：葛根 40g、羌活 10g、炒白芍 30g、炙甘草 10g、伸筋草 15g、桑枝 20g、姜黄 6g、佛手 6g、红花 3g。坚持服用 10～20 剂可收良效。

2. 牛蒡子与僵蚕相伍可通行十二经脉，通达气血，开破痰滞；与葛根同用可治颈椎病所致颈肩挛急疼痛。

3. 清代张宗良撰《喉科指掌》书中共引喉科病症 73 种。张氏治疗喉科病症大都运用六味汤加减进行治疗。六味汤由荆芥穗三钱、薄荷三钱、炒僵蚕二钱、桔梗二钱、生粉草二钱、防风二钱组成。其用法为六味中药俱为细末，煎数滚去渣，温服，连连漱下，不可大气一口吃完。尚要紧急之时，煎不及白开水泡之也可。此方组方严密，用法规范，可在实践中验证。

4. 临证对良性、增生性声带疾病均可从中医慢喉喑范畴考虑，活血化瘀、消肿散结、利喉开音为其治则。常选药物有蝉衣、青果、元参、木蝴蝶、桔梗、甘草、猫爪草、浙贝、蜂房、花粉、桃仁、赤芍、海浮石、乌梅、炒山楂。用以上药物进行加减治疗有效。

5. 对荨麻疹或血管神经性水肿以及伴有喉头水肿、声音嘶哑者，在辨证的基础上加用蝉蜕 30g、重楼 10g、麻黄 12g，可收消疹和缓解喉头水肿之功效。

6. 治疗咽干可在养阴清热之方的基础上加入升麻常收良效。咽干除阴虚内热外也有津不上承的因素，故临证加入升麻，既可解毒又可助清阳上升、津液上承。

7. 失音五药：青蒿 30g、仙鹤草 30g、蝉蜕 20g、桔梗 6g、诃子 6g。水煎服，日 1 剂。本方为赵振兴老中医的临床效方，对各种原因所致的声音嘶哑均有效，亦可以本方为主随症加减，服药期间忌食咸、辛、辣油炸之品。

8. 白头翁 30g、天冬 20g、白花蛇舌草 30g。水煎服，日 1 剂。对颈部淋巴结肿大、乳房肿块有效。

9. 健康人手指甲收集备存，滑石粉内炒珠，研细末兑入市售冰硼散内，0.5g 兑冰硼散 1g 贮瓶备用，勿令走气。配制前用明矾水将指甲洗净晾干，方可用滑石粉炒珠。此为祖传秘法，本散对喉科急证有奇效，喷药后一定要让口中涎唾流出。

10. 甲亢四药：夏枯草、僵蚕、浙贝、山慈姑。其中夏枯草调肝气，平肝火，散肝郁，活血散结；僵蚕祛痰散结；浙贝化痰散结；山慈姑善消结块。临证可以此四药为主辨证论治，或疏肝理气散结，或清热降火化痰散结，或气阴双调，软坚散结，可收良效。

四、肩背、四肢部

1. 治痹证常用引经药：上肢羌活、桂枝；下肢独活、桑枝、牛膝；项背葛根；脊背鹿含草、狗脊；腰部杜仲、川断、寄生；胁肋部柴胡、川楝子、青皮；胸部郁金、瓜蒌皮、枳壳。

2. 治痹证，通络药必用，但应用通络药一定伍以育阴之品，因通络药多性热而燥，久用多伤阴津，气阴耗伤则病深症增，故必用养阴之品辅之，这样既取通络药蠲痹之功，又无伤阴劫液之后顾之忧也。临床常取石斛、玉竹、沙参、丹参、枸杞、寄生、元参、生地与通络药相伍，常收可靠疗效。

3. 穿山龙与当归相伍为治痹证必选之药，二药有益气养血、祛风除湿、活血通络之功，尚可调整机体免疫功能。穿山龙重用30～50g疗效方可显著，应用时需注意用量。

4. 生地与豨莶草、秦艽、青蒿相伍为治疗风湿痹证之妙药，为降血沉和抗链"O"之良药。生地可据血沉数应用30～100g，豨莶草的用量为20～40g为宜。

5. 四藤威灵仙汤（络、海、青、鸡、威）治风湿痹证有良效，可使经络通，气血流畅，痹痛乃除。病在肩颈、上肢可加葛根、羌活、桂枝或桑枝；病在腰背者加杜仲、川断、狗脊；病在下肢者加牛膝、独活、木瓜。

6. 痹证病人晨间手指发僵，可在应证药物中加祛风散结之僵蚕治之，有效；腰膝疼痛，痛有定处为有瘀血内阻，泽兰配川牛膝可除之。

7. 酒炒桑枝有祛风通络之功，与姜黄相伍可治肩痛；与桂枝、佛手相伍可治上肢手臂麻木；炒桑枝与水蛭相伍，既可通利上肢关节，又能行水消肿。对乳腺肿瘤术后、上肢淋巴回流不畅所致上肢水肿有效。

8. 海桐皮有祛风通络止痛之功，与姜黄、桑枝相配可治肩凝证。

9. 清代叶天士治痹证喜用蚕沙与海桐皮。临证二药对上肢诸关节疼痛肿胀疗效可靠。

10. 妇人不明原因手指关节胀痛、肿胀，可用天仙藤 10g、羌活 6g、姜黄 6g、白芷 3g、白术 15g、炒苍术 6g、生姜 5 片。水煎服，日 1 剂，常服数剂见效。

11. 天仙藤善走手臂，消肿胀，若加豨莶草、老鹳草、伸筋草、透骨草、佛手可治痹证之手指关节疼痛。

12. 痛风性关节炎，临证用药均可按急、慢性两型遣方用药。

（1）急性期可用：土茯苓 40g、银花藤 40g、川牛膝 10g、萆薢 10g、丹皮 10g、蚕沙 15g、生地 20g、元胡 15g、红花 6g。水煎服，日 1 剂。

（2）慢性期可用：土茯苓 30g、银花藤 15g、川牛膝 10g、生黄芪 15g、炒白术 10g、炒苍术 6g、薏米 20g、寄生 10g、防己 10g、追地风 10g、木瓜 10g、独活 10g。水煎服，日 1 剂。

13. 治疗痛风性关节炎，用四妙散合五苓散加土茯苓、银花藤、鸡血藤、络石藤治之，可收良效。

14. 萆薢与薏米、功劳叶、松节相伍能利湿通痹，消除关节积液有良效。

15. 临床实践证明，五积散可以作为类风湿关节炎活动期治疗的有效方剂。类风湿关节炎，其致病与风、湿、寒、痰、瘀有关。该病活动期以实证为多，治疗重在祛风散寒，化痰除湿，化瘀通络。古方五积散为消除寒、食、气、血、痰五积之名方。该方包括了平胃散、二陈汤、麻黄汤、苓桂术甘汤、四物汤、肾着汤等方剂组成和功效，药性平和，面面俱到。取其发表温中、燥湿化痰、理气活血之力，用于治疗类风湿关节炎活动期疗效可靠，应用时根据病情辨证加减效果更好。

16. 赵振兴老中医经验：凡见脊背疼者，均可从督脉入手治之，益肾壮督可效。常取狗脊 20g、骨碎补 10g、炙麻黄 6g、熟地 30g、细辛 3g。水煎服，日 1 剂，连用数剂即效。其中麻黄、细辛、熟地三药相伍，能滋肾水、透外寒、助督脉、通达内外，脊背冷、下肢寒者亦可用之，常收良效。

17. 桂枝、细辛温通血脉，能行药达肢末；黄芪、当归益气养血，运行气血以养脑。

18. 临床选用清热解毒、凉血通痹合并清虚热之品可使血沉下降。常用药物有生地、虎杖、银花藤、连翘、赤芍、白薇、秦艽、知母，诸药能清解血中之邪热，同时能滋养阴液，改善血液运行状况，以达消除临床症状之目的。

19. 牛蒡子与僵蚕相伍有化痰消肿之殊功。膝关节肿痛西医诊为膝关节滑膜炎者可在辨证时加入二药，有消肿痛，通经络，缓疼痛，防滑膜粘连的作用，临证可资参考。

20. 黄芪、当归、骨碎补、杜仲、牛膝合用可治疗膝关节骨质增生、半月板损伤、滑膜炎等病出现的双膝酸困疼痛，单独组方或加入应证方药中均有良效。

21. 临证对膝关节肿痛者可选川牛膝、泽兰、桃仁、骨碎补、皂刺治疗，可祛瘀生新、改善骨关节循环，缓解疼痛、消除关节腔积液，恢复关节功能。

22. 类风湿关节炎、强直性脊柱炎，属中医"骨痹"范畴。病邪侵及骨骼经络，久治不愈，久病及肾，久病入络。初病，祛风除湿法可用，久病则不可用。肾虚血瘀为其主要病机，可用益肾壮骨，活血通络法治之常收佳效。临证可用阳和汤加菟丝子、枸杞、仙灵脾、三七、红花、佛手治之。

23. 阳和汤加川芎、蜈蚣、佛手、仙灵脾，可治疗雷诺氏病，有良效。

24. 补骨脂、骨碎补二药合用有温补肝肾之功；怀牛膝补肝肾活血，可引血下行；木瓜舒筋活络善行下肢，四药相伍可治疗下肢膝关节疼痛。

25. 下肢血循三药：丹皮、赤芍、鬼箭羽三药合用，有活血化瘀、改善下肢血液循环、清除血管内有害物质的作用，临证亦可加水蛭。可用于下肢静脉炎和下肢丹毒、结节性红斑的治疗。

26. 股骨头坏死为骨质退行性病变，中医认为"肾主骨"，此症归属于中医"骨痿"范畴，临证治疗重在补肝肾、强筋骨，可用熟地、巴戟天、鹿角霜、肉苁蓉补肾填髓；寄生、炒杜仲、川断、骨碎补、补骨脂，补肝肾，壮筋骨；活络效灵丹（乳香、没药、当归、丹参）活血止痛。本病不会短期见效，要长期以上药加减服用，积以时日可收效。

27. 股骨头无菌性坏死属中医腰痛范畴，辨证可从肝肾不足，精血亏虚，筋骨失濡入手。治宜补肝肾，强腰壮肾，生髓荣骨，佐以活血通络，方用四物汤合平补肝肾四药加减可收效。常用处方：当归15g、熟地20g、川芎6g、炒白芍、30g、女贞子10g、旱莲草10g、仙灵脾20g、枸杞20g、炒白术10g、川断15g、炒杜仲12g、怀牛膝20g、地龙15g、骨碎补10g、松节6g。水煎服，日1剂，连用60剂为1疗程,嘱双足保暖。

28. 手足心汗多，可用麻黄根20g、明矾30g加水（淘米水更佳）1000毫升，煮20分钟，泡浸手足20分钟，1天可泡2次，1剂药可连用3~5天有效。

29. 足跟痛多属局部组织劳损和退变所致，西医多诊为跟骨骨膜炎或跟骨骨刺。中医认为多属肝肾亏虚，筋脉失养，复加风寒湿邪所致。临证可用逍遥散加骨碎补、夏枯草、桂枝、狗脊、怀牛膝治之，可使肝肾得补，木气冲和，筋骨得荣，寒湿祛除，筋舒痛失。

30. 足跟痛：①足跟痛可用丹参20g、怀牛膝15g、猫爪草20g，水煎服，药渣煎汤泡足。方中猫爪草化瘀散结，解毒消肿，对本证有特效。②足跟痛亦可单用夏枯头（夏枯草花穗）50g、食醋 2.5kg 先浸透，再加热浸洗患足 20 ~ 40 分钟，日 2 次，药可用 3 ~ 5 天，醋可连续用，一般 3 ~ 5 剂即见效。③足跟痛二药：丹参 30g、怀牛膝 30g。水煎服，日 1 剂，连服10 ~ 15剂有效。此三法临证时可参考。

31. 骨质增生可用北宋名医钱乙的六味地黄汤滋阴补肾，加穿山甲、鹿角片以骨补骨；加地龙化瘀通络；加威灵仙通行十二经祛寒除湿通络；再加皂刺以刺消刺，诸药合用，结合病人体质，用上方配丸散服之，久服可滋肝肾，养育精血，润养筋骨，行气通络而收效。以上诸药为方，敛而不守，补而不腻，阴阳兼顾，气血畅达而效满意。

32. 上中下通用通风丸与桂枝芍药知母汤均可治周身关节疼痛（类风湿性关节炎），其区别是：前者以上肢肿痛为主，故朱丹溪于列方之前谓：取薄桂味淡者，独此能横行手臂，领南星、苍术诸药至痛处；后者以下肢肿痛为主，仲景故有"脚肿如脱"之训。

上中下通用痛风丸方：苍术 60g、黄柏 60g、川芎 30g、制南星 60g、白芷 15g、威灵仙 9g、桃仁 15g、红花 5g、神曲 30g、桂枝 9g、防己 15g、龙胆草 2g、羌活 9g。上药为末，曲糊为丸，每服 6g，空腹白汤送下。方解：类风湿性关节炎即中医所谓之"白虎历节风"，症状以四肢百节走痛为特征。朱丹溪认为，此病大率有痰、风热、风湿、血虚，故方以苍、柏、芎、星为主，兼顾风、湿、热、痰、血诸因。白芷、灵仙、桃、红为辅，助主药祛风活血、宣痹止痛；神曲为佐防诸药损伤胃气；桂枝取味薄者，引诸药以达上肢行于手臂；防己、龙胆草取其苦降，引诸药下达髋膝足趾；羌活能走骨节，领诸药直至痛处，故皆用之为使。岳美中老中医说：本方通过临床验证，若无苍术、黄柏、川芎三药，疗效就会显著降低。临证时应予以注意。

桂枝芍药知母汤：桂枝 12g、芍药 9g、甘草 6g、麻黄

12g、知母 12g、白术 15g、防风 12g、炮附子 10g、生姜 15g，水煎服。姜春华老中医曾经指出：桂枝芍药知母汤，对风湿性、类风湿性关节炎有卓效。关键在于附子，不用则无效。何绍奇亦认为，附子用量不足亦不效，本方与桂枝茯苓丸合用治下肢肿胀之脉管炎效佳。

五、胸胁部

1. 黄文东医师经验：胸胁胀闷，忌用重镇潜降之品，若用反致胸闷更甚。

2. 夜间失眠噩梦纷纭，伴胁肋不适者，夜交藤预知子汤合当归芍药散加鬼箭羽、鬼针草治之，常收奇效，屡试屡验。

3. 桂枝少用温肾阳，少火生气而平悸；桂枝与利水湿之品合用则能助膀胱气化，使湿浊去；桂枝与干姜、葶苈子、紫菀、川椒目合用，可收通阳温化、泻肺利水消悬饮，治胸腔积液有效。

4. 血府逐瘀汤合活络效灵丹加郁金、木香、大黄，治疗胸壁挫伤有良效。

5. 右胁肋痛，白芥子、杏仁、丝瓜络用之有效。因右胁为肺气所主，其气行于右，以降为顺，肺气郁滞，不通则痛，故用三药降肺气化痰通络可收效。

6. 柴胡、枳实、佛手相伍，疏肝解郁，条达气机。对肝区不适或胁肋疼痛有佳效。

7. 咳嗽咯痰不爽，咳则胸胁肋痛者，可在应证药物中加入橘络 3g，有佳效。

8. 桃仁、威灵仙相伍治咳嗽有效，特别是对咽源性咳嗽有奇效。二药相伍上可治咳嗽、消痰唾，下可通便而利肺气。临床对久咳而邪未传里之证，在辨证的基础上加入桃仁 9g、威灵仙 20g，常收捷效。

9. "病痰饮者，当以温药和之"。温化痰饮首选干姜、细辛、五味子，应用上三药可佐麦冬滋阴润肺以制辛、姜之温燥。

10. 痰热蕴肺与痰热郁肺不同。痰热蕴肺反应热盛，有久蕴成毒的倾向，其性质与肺痈相近；而痰热郁肺则指一般痰热所引起的咳喘，在慢性支气管炎常见。而用药治法亦不同。

11. 哮喘的基本病机为痰饮内伏、外感风寒。其喘是由于"闭"和"逆"，闭是因为风寒闭肺，开闭一般用麻黄、细辛、射干、地龙等；逆是因为痰阻气逆，除逆一般用黄芩、瓜蒌、半夏、旋覆花、代赭石等；紫苑、白前、桑白皮亦可润肺下气而止咳嗽。

12. 长期慢性咳嗽，上气而喘，喉干口燥，胸透无异常发现，长年累月多方医治乏效者，此乃肺失润泽，气不肃降，兼有痰瘀内阻，津液难以上潮所致。此时服汤剂事烦而功少，当缓图之。药用杏仁、桃仁各等份，去皮尖研细，每服5g，每日2~3次，蜂蜜水送服。待大便溏黏，知痰瘀已下出大肠矣，肺乃清肃，咳喘诸症遂逐渐缓解。此乃是用二药滑肠之功，下出痰瘀也。

13. 薄荷可治疗咳嗽痰结。外感咳嗽痰结，多因风热相搏所致，本药辛凉清冽，能散能降，主肺中邪盛有余，每可使黏痰胶结得消，咳嗽得止。并可用于外感咳嗽，胸震痛、咽喉痛，且用止痛药如元胡等无效者。本药专于消散风热，疏郁解闷，善治咽喉、气管肺络等处之疼痛，凡内伤咳嗽所致者忌用。

14. 当归在《神农本草经》中列为中品，载其"主咳逆上气"其性甘温，主入血分，为养血活血之佳品。当归可广泛用于肺部疾患的慢性炎症，其作用不是止咳平喘，而是通过活血作用改善肺部血液循环而发挥作用。临床证实当归通过改善肺络瘀血，能促进肺的通气功能，改善机体缺氧状态，达到止咳平喘的目的。

15. 对于肺部的慢性炎症，症见咳嗽喘逆，咽干口燥或痰有咸味，即可用景岳金水六君煎，此方即二陈汤加熟地、当归，若方中无当归，疗效则减。南京中医药大学孟景春教授据《神农本草经》当归"主咳逆上气"及《本草从新》当归"治虚劳寒热咳逆上气"之记载，将当归用于久咳、夜咳颇有良效。赵振兴老中医曾于20世纪80年代在《浙江中医药杂志》上发表"当归二陈汤治疗夜咳"之短文，与孟教授思路一致，认为当归治疗咳喘依据是：当归养血和血，血和气顺，气顺则痰消，痰消则咳平，经临床验证当归治咳疗效肯定，却常被医者忽视。

16. 沙参甘润，重用 15～30g 以上能滋养肺脾二脏之阴。现代药理研究表明沙参可提高细胞免疫和非特异性免疫，并有祛痰、强心、抗真菌作用。临床上取牛蒡子、沙参、荆芥三药配伍，对咳喘见胸部憋闷者有奇效，其中，荆芥既入气又入血，可祛络中风热痰瘀又可清头目，与牛蒡子相伍可通肺络痹阻、降气理血、通达肺络，凡临证见胸部憋闷，呼吸不利者均可在应证方药中加入三药，常收良效，临证可资参考。

17. 金水六君煎可治咳则遗溺症，即中医所论之膀胱咳，现代医学称之为"应力性尿失禁"。此症临床女性多见，用力后遗溺，如咳嗽、用力搬物、大笑时等，腹腔的压力超过尿道的压力因而出现漏尿、咳则遗溺等临床表现。此方临证应用时，熟地、当归宜重用，二陈汤诸药用量宜小。主治肺肾阴虚，痰浊上泛之咳嗽呕恶、喘逆多痰、痰带咸味或咽干口燥、自觉口咸诸症。临证应用指征有二：一是老年患者见上症者，二是痰带咸味或咽干夜甚者。此方为滋阴化痰之佳剂，其用方要点就是痰、咸二字，熟地、当归滋养阴血而治其本，二陈汤化饮除痰治其标，标本兼治，故收效显著。加减法如下：若痰湿盛，痰白量多加干姜、细辛、五味子；若见干咳少痰二陈汤诸药各 3~5g 即可，另加二冬治之；若气机阻滞胸胁痛者可加白芥子、枳壳、瓜蒌、预知子；大便干燥加生白术、紫菀；大便溏者加山药、炒白术；肺热痰黄加鱼腥草、黄芩、芦根；胸闷不舒加牛蒡子、沙参、荆芥治之。

18. 肺气肿病人用化痰方痰不减，用止嗽药嗽不平者，可用下方调理：橘红 6g、太子参 10g、炒白术 10g、云苓 9g、炙甘草 6g、白芥子 6g、苏子 6g、炒卜子 12g、当归 15g、乌贼骨 15g、杏仁 6g。水煎服，日 1 剂。此方组方依中医"脾为生痰之源，肺为贮痰之器"之论，久服有良效。临床应根据寒热虚实，进行加减，方中四君子汤能改善脾胃功能，增加人体免疫力。

19. 胸腔积液效方：瓜蒌皮、葶苈子、川椒目、紫菀、桔梗，前三味药有宽胸行气，泻肺利水之功，后两味有开提肺气，缓解胸膜粘连之效，屡用屡验。胸膜粘连见胸胁疼痛者，可用紫菀、枳壳、冬瓜仁、橘叶、橘络，治之有良效；有积液可加云苓、川椒目。

20. 晚期肺癌伴胸腔积液者，不可单独依赖抽胸水，其结果是正气日损，体力不支，加速死亡。中医可在扶正的基础上加行气宽胸利水化饮之品，常选药物：紫菀、葶苈子、川椒目、枳壳、木香、薤白。

21. 胸腔积液，中医称为悬饮。古人谓："悬饮者，水流胁下，咳吐引痛。胁乃肝胆之位，水气在胁，则肝气拂逆，而肺金清肃之令不能下行，故咳而引痛也。"赵振兴老中医临证常用：紫菀、川椒目、瓜蒌、桑白皮、葶苈子、橘红、清半夏、云苓、苏子、白蒺藜、百部、橘络。水煎服，日 1 剂，连续服 15~30 剂可效。结核性胸腹炎加功劳叶、夏枯草；肺癌胸水加薏米、大贝、半枝莲。

22. 小陷胸汤（黄连、半夏、瓜蒌）加葶苈子可治疗急性胸膜炎；若有胸膜粘连者，则早用活血药，即胸膜粘连三药

（桃仁、杏仁、紫菀）。

23. 紫菀、冬瓜仁、川椒目三者相配，可医胸膜炎所致的胸腔积液，尚有预防胸膜粘连的作用。

24. 咳嗽久治不愈者，根据临床症状特点取以下治疗原则进行细心调治，常收佳效。咽痒即咳，夜间重者，治以祛风止痉，抗敏止嗽，药用抗过敏四药加蝉衣、当归；咳嗽频作，喉中发堵，胸闷不适，咯痰不爽，治从肝郁痰凝入手，用逍遥散加沙参、牛子、荆芥治之；呛咳泛酸，喘咳不宁多为食管反流所致，治以降气和胃多效，临证可用半夏泻心汤加旋覆花、橘红、枳壳、白前、前胡治之，食管反流得以控制，咳喘自平；久咳无痰，治以清金降火或润燥养阴或清肝泻火，润燥养阴，常用药沙参、天冬、麦冬、花粉、乌梅合止嗽四药（桑叶、苏叶、大贝、前胡）治之；对木火刑金之干咳，可用丹栀逍遥散合止嗽四药合而调之；临证对刺激性呛咳患者可用止嗽四药加僵蚕、蝉衣、木蝴蝶治之；对痉挛性喘息者可用芍药甘草汤加蜈蚣治之。中医治病，贵在识证，巧在变通，遣方用药紧扣病机则药到病减，效若桴鼓。

25. 临证气喘病人若见发作急迫、痰涌气逆者，葶苈子、川椒目可用；若咳喘病人见喉中痰深、黏而难咯者可予炒卜子、赤芍、海浮石、皂角治之；咳喘病人见痰黄苔腻属痰郁化火者，可用桑皮、地骨皮、重楼三药治之；久咳之人，痰伏日深、饮邪内停、咳痰稀如水、苔腻而舌面少津者，若兼见大便溏稀不成形即可选熟地、苍术、干姜、五味子治之。若见鼻流清涕、咳吐白色泡沫痰者，可在应证方药中加入少量干姜、细辛、五味子、辛夷、太子参治之；咳喘已平，正气虚者可用黄芪、蛇床子、白术、防风、太子参益气养肺、补肾化湿、扶助正气，以防咳喘复发。

26. 中老年人夜间卧床后出现咳嗽，特别是出现呛咳，并且反复发作长期不愈者，应到医院就诊，在排除呼吸系统疾病后即可确诊为胃食管反流，可用半夏泻心汤合治嗽四药治之，常收佳效。

27. 赵振兴老中医治咳经验：临证时，对内经"五脏六腑皆令人咳"之语，宜细细观察予以辨治，常收佳效。"咳而呕"，胃咳也，可用甘草泻心汤加前胡、白前、款冬花、杏仁治之；发热、咳嗽、鼻流黄涕，胆咳也，胆咳可用大柴胡汤加谷精草合苍耳子散治之；咳嗽见咳则大便遗，大肠咳也，可用桃花汤合玉屏风散、抗过敏四药治之；咳则遗尿，膀胱咳也，可用五苓散加人参或用济生肾气丸治之；咳而腹满、不欲饮食，三焦咳也，可用麻杏石甘汤合二陈汤、三子养亲汤合而治之。咳嗽之治，不仅治肺，应从五脏六腑各个角度进行全面考量，方可收到满意疗效。对经文所论不可拘泥字下，要结合临证细细体味，抓住主证，针对主要矛盾辨治，收效则著矣。

28. 久喘之人，久病及肾，若真阴亏损，精不化气，则上下不交而喘促，宜填补肾精以助纳气也，可用女贞子、桑葚益肾填精充养髓海；用桑白皮泻肺中痰热，药性平和，泻而不峻；取桑寄生益肝肾，纳气平喘兼祛风湿，活血通络。以上四药可用于久喘之人结合辨证常服良效。

29. 哮喘急性发作时，不论有无表证，临证均可选用炙麻黄与麻黄根二药。麻黄单用发散太过易伤正气，虚人不宜；若与麻黄根同用，取麻黄根敛肺气，固表止汗之功，可相辅相成，宣中有敛即可收宣肺平喘之佳效，即可防宣散太过，又收定喘之效。其用药比例为麻黄 2 ~ 6g、麻黄根 10 ~ 20g。若遇体质偏弱者可用桂枝与厚朴相伍亦收良效。取桂枝和营血，散寒解表，通利肺气；厚朴下气降逆，消痰平喘之效。

30. 止嗽散加鱼腥草治疗老年性肺部感染有佳效。全方温润平和，不寒不燥，长于宣肺肃降，化痰止嗽。

31. 现代药理研究表明银花、黄芩对结核杆菌有抑制作用，治疗肺结核可与抗痨四药（丹参、黄芩、百部、功劳叶）

合用组方，干咳者加山药、沙参；咯血者加白及、仙鹤草；肠结核者可加夏枯草、猫爪草。

32. 临床凡遇久咳、诸药少效者，若见久咳不愈、咯痰，伴有胁肋疼痛者，可用调肝之法治之，方选小柴胡汤加生地、沙参、麦冬、瓜蒌、当归治之，常收良效；咽痒者加芥穗、乌梅；舌暗有瘀者加桃仁、杏仁、地龙。

33. 呛咳不已，为皮毛络脉受寒、瘀阻所致，咳虽为肺所主，但五脏六腑皆令人咳，若临床用疏散药不效者，可用活血理肝之剂，可选当归四逆汤与之。

34. 夜咳甚者有二：一则为血虚，血气失和当归可医；二则为血热，肺失治节，白茅根凉血清肺通气可治。

35. 皂刺与天花粉相伍有良好的排痰之功，此药对配伍为常医所不知晓，临证用之确有佳效。二药能将积聚在肺中有形之痰块软化，并能排出体外，有排除痰液，洁净气道，改善通气，促使肺泡炎症消除之作用，慢性呼吸道疾病可选用。

36. 《丹溪心法》治咳嗽摘录：干咳嗽极难治，此系火郁之证，乃痰郁其火邪在中，用苦桔梗开之；上半日嗽多者，此属胃中有火，用贝母、石膏降胃火；午后嗽多者，属阴虚，必用四物汤加炒黄柏、知母降火；黄昏嗽多者，是火气浮于肺，不必用凉药，宜五味子、五倍子敛而降之；五更嗽者，此胃中有积食，至此时，火气流于肺中，以知母、地骨皮降肺火；嗽而胁下痛者，宜疏肝气，以青皮挟痰药，实者用白芥子之类；知母止嗽清肺，滋阴降火，夜嗽可用。

37. 中国中医研究院广安门医院以苦参为主治疗心律失常，其中以室上性早搏效果最佳，其次是室性早搏、室性心动过速、阵发性室上性心动过速有效，其他类型心律失常少效。具体方药为：苦参15～30g为君，佐以炙甘草、生地、麦冬、大枣、夜交藤、炒枣仁等宁心安神之品。苦参苦寒，部分患者服后便溏，可加苍术、炒白术、肉豆蔻等温中之药，以防止或减少便溏等副作用。

抗心律失常，苦参为一味良药，可在临床实践中验证。因其味极苦，可与红枣相伍，此既可养心安神，又可改善口味。临床可结合辨证分别选用炙甘草汤、归脾汤、天王补心丹、血府逐瘀汤等加入苦参可收良效。单用苦参一味疗效不及复方。

38. 炙甘草、人参相伍大补元气，既可治阳益阴，又可强心定悸，若再与白头翁同用，则善治气血不足、心络不畅之心律不齐；白头翁苦寒清热，临床多用于痢疾的治疗，但其尤擅疏达肝气为众医所不解。临床取其疏达肝气定悸之功，可用于室性早搏；取其活血散结，可用于颈部淋巴结肿大。

39. 上海医科大学岳阳医院内部制剂"丹蛭合剂"有防治高血压、缓解和改善左心室肥厚的作用，疗效很好。其药物组成为：丹参、石决明、水蛭、钩藤、夜交藤、桑寄生、怀牛膝，临证时可参考。

40. 赵振兴老中医治疗老年性房颤经验：以简化炙甘草汤为主随症加减，常收佳效。简化炙甘草方：炙甘草、云苓、生地、白头翁、桂枝。心动过速加丹参、苦参；心动过缓加仙灵脾、白芍、桂枝加量；夜间失眠加元胡、夏枯草、清半夏；纳呆加神曲、内金、莪术。

41. 临证治心律失常必用丹参、黄连二味。丹参补血活血和血兼备，一味丹参功同四物，疗效可靠；黄连入心胃二经，可清心火以制心阳之浮动，现代药理研究证明黄连可抗心律失常；心率快者选加苦参为宜。《千金要方》载其可治心悸，现代药物研究表明，苦参能减慢心率及治心律失常的作用，可资参考。

42. 炙甘草重用 15～30g、生地 30～60g（简化炙甘草汤）有育阴复脉之功，若加白头翁 30g 对心律不齐有良效。

43. 临证凡遇心律不齐之患者，遍尝中西药久治不愈，而症状时轻时重者，可用仲景炙甘草汤原方。方中炙甘草、桂枝均用 15~20g，再加入白头翁 30g，坚持服用 10~20 剂，可使症状消失和缓解，以后可守原方续服数月以巩固疗效。

44. 桑寄生其功为补肾补肝，强筋骨，还可补胸中大气，对纠正心律失常而见胸闷、气短者有良效，临床使用时常与秦艽合用，加入应证方药中，用量为各 20g，疗效肯定。

45. 临床证实，生脉散加白头翁、苦参，对室性早搏及快速心律失常有效。常用药物为：人参、麦冬、五味子、苦参、白头翁，诸药相伍有良好的抗心律失常的作用。

46. 炙甘草与云苓相配伍可治疗心气不足之心悸，共奏宁心定悸之功。云苓与炙甘草等量应用，可免水钠潴留之忧。

47. 病毒性心肌炎的治疗在初期（发病后 1~2 月）可用泻火解毒养心宁神法，可用黄芪合黄连解毒汤加丹参、板蓝根、蚤休、公英、炒枣仁、川芎治之，中后期可用升陷汤加丹参、苦参、元参、沙参、党参治之。

六、腹部

1. 患者胃脘痛时，既有烧灼感之热象，又有怕冷、喜热饮之寒象，临床究竟应如何辨治？根据黄文东氏经验：胃脘痛而有烧灼感不一定都属热，气失疏泄，胃酸过多，即可见此证，用白芍柔肝，瓦楞子制酸即可见效；抓住怕冷、喜热饮作为胃寒的主要辨证依据而用荜茇、香附、木香等温中理气止痛之品，则此疾可除。反之如胃脘痛而有灼热、嘈杂、烦躁、口干、舌红苔黄，脉弦，则又当以泻肝和胃清热。

2. 胃脘痛时鼻有臭气，这与兼有热辣感的情况类似。黄文东医师认为：这是由于肝郁化火，气火上升所致，可用白芍、栀子以柔肝、清肝即可。

3. 呕吐不止，切忌甘腻重浊之品，用药以辛开苦降、和胃降逆为主，使患者能够受药，不致服药即吐，方能达到治疗要求。

4. 四逆散合温胆汤加穿山龙、莪术、蒲公英、厚朴治疗反流性食管炎（亦称症状性胃食管反流病）有较好疗效。方中穿山龙、莪术、竹茹能改善食管黏膜血流、改善微循环、缓解和消除黏膜充血水肿、清除胃络瘀毒。方中竹茹不仅取其化痰止呕之功而且还能疏通胃络，正如吴鞠通所谓："以竹之脉络而通人之脉络"也，本药对防止本病复发功不可没，宜细体味。西医诊断为反流性食管炎者，可用栀子、豆豉、枳壳、厚朴、甘草诸药治之，常收效；对食管反流所致咽部不适，反复咳嗽可用枳壳 10g、厚朴 6g、甘草 6g、丁香 1g、砂仁 2g、木香 3g、乌药 6g、罗汉果 10g、木蝴蝶 10g 治之，服之有效。

5. 诊治反流性食管炎，要从"寒热虚实"四字进行辨证论治。特别要从其主证"烧灼疼痛"进行分析：烧灼多为郁热，疼痛多为胃络不畅。胃酸分泌过多而致胃气上逆，郁热内滞故见"烧心"，左金丸（黄连、吴茱萸）可选，取其降胃火，舒肝郁，降胃气之功。大贝、乌贼骨合用，有中和胃酸、清热化痰、解郁散结之力；三七粉止血散瘀，通络止痛；枳壳、厚朴、炒卜子、甘草可顺气化积，通降胃酸。以上思路可作为治疗反流性食道炎时应用，常收良效。

6. 治萎缩性胃炎百合、旱莲草为必用之品，既可清胃热又可益胃阴。选用鸡内金，除了取其消食作用外，更重要的是取其散结消瘀的作用。选用丹参和白花蛇舌草就是辨证和辨病的具体应用，二药既可以改善瘀血的症状也可以防止发生癌变，临证应用不可不知。

7. 半夏泻心汤可治疗多种消化道疾病，上呕、中痞、下肠鸣为其应用主证，本方治胃炎有可靠疗效。现代临床证实半夏泻心汤有抗幽门螺旋杆菌感染、参与免疫调节、保护胃黏膜屏障的功能以及止血等功效。慢性胃炎久治不愈、面晦无华、舌淡红者加肉桂 3g；若见咽干痛、胸闷者加连翘 20g、蒲公英

20g、栀子 3g；泛酸加蒲公英 15g、大贝 10g、乌贼骨 20g；糜烂性胃炎加大黄炭 3g 可收良效；白及与败酱草合用为散，对糜烂性胃炎有奇效。

8. 临床观察发现白及、三七对胃肠黏膜有保护作用和收敛作用。藿香、佩兰配防风对消除大便中的黏液有良好效果。白芍、僵蚕、地龙合用对缓解胃肠平滑肌痉挛有较好作用。

9. 白蒺藜 20～30g、蒲公英 20～30g 加入半夏泻心汤方中，治各种胃炎有奇效。方取蒲公英健胃消炎，取白蒺藜疏通上下、开贲通幽之殊功（民间有"白蒺藜、路路通、一身带刺，四通八达，无处不到"之俗说），配合半夏泻心汤治胃热脾寒而收效。

10. 黄连、公英、丹参对幽门螺杆菌高度敏感；元胡、白及、吴茱萸中度敏感，都具有抑杀作用，可针对相应症状组方。

11. 夜交藤为何首乌之藤蔓，为赵振兴老中医所喜用之药，此药用至 50g 有镇静和胃止呃之功；用至 90～120g 有镇静安眠抗精神失常之功。取其养心安神补血通络之功，可用于阴虚血少之失眠。

12. 细辛、元胡、木香为缓解过敏性紫癜引起的腹痛之主药，若减去其中的一味，则其效立减。凡腹痛剧烈者，药量应加大，细辛 9g（水煎剂，细辛有毒，大剂量要慎重）、元胡 15g、木香 15g 效佳，未见副作用。

13. 王幸福经验：临床治疗下腹部的一些疾病如：少腹胀痛、气滞肠道、阴囊水肿、睾丸坠痛等应分寒热治之。热郁用四逆散类加减；寒郁用导气汤类加味，具有执简驭繁的作用。导气汤出自《医方集解》组成为吴茱萸、川楝子、木香、小茴香四味药。药简效宏，方意明确，主寒疝疼痛。凡因寒邪所致之少腹痛、睾丸痛等，皆可随症加减，均有良效。方中川楝子苦寒入肝，舒筋、利气止痛，解除挛急之苦，为治疗疝痛之主药；木香降诸气，通利二便，疏肝和脾；小茴香温熙丹田，理气祛寒；吴茱萸入肝经气分，暖干散寒，共成行气散寒止痛之剂。临证加减：少腹胀满者加香附、乌药；痛见肠型者加荔枝核、橘核；隐痛不休者加白芍、甘草；湿重者加苍术、茯苓；少腹重坠者加柴胡、桔梗；瘀血者加蒲黄、五灵脂，临床依症加减治疗寒性少腹痛，疗效良好。西安泾阳焦培堂老中医加木瓜、槟榔临床治疗阴囊水肿疗效可靠，临证可参考。

14. 一般而论，胀与饮食有关，即多食多胀，少食少胀，不食不胀，病在脾胃，和胃消食，健脾助运或辛开苦降可效。若与饮食无关，不食也胀，其病在肝，疏肝理气复其调达之常则愈，临证若治脾胃不应，疏肝亦不应，则改从活血通络之法可愈。一般药选：桃仁、红花、丹参、旋覆花、当归须、生麦芽等。此即《西溪书屋夜话录》云：疏肝不应，必是血络中瘀滞；《临证指南》亦谓：胀久不愈，当从肝经络脉治法。

15. 陈皮、砂仁、佛手、香橼合用有促胃动力之功，胃有停滞、胃排空时间长、自觉胃脘痞塞者可用；厚朴、枳壳、炒榔片、木香有促肠动力之效，腹部胀满、矢气少、排便无力者可用之。

16. 朱砂散可治疗顽固性呕吐。全国名老中医张泽生曾治一21岁女性患者，顽固性呕吐，多方治疗乏效，张老接诊后，处方治疗几次效亦不佳，查阅《中医验方汇编》见此方，遂配服一料，患者服用半料即呕止病愈，观察月余未复发。药物组成：朱砂30g、半夏15g、丁香6g、甘草6g、冰片3g。研细末，每次3g，每日2次冲服。

17. 虎杖有泻下通便之功，对热结便秘有良效。临证常取虎杖15~20g、炒卜子20~30g煎水饮用或将二药加入应证方药中，效力与小承气汤相近，特别是对畏惧大黄泻下者可代替大黄。虎杖尚有良好的降酶作用，与垂盆草、丹参合用可治慢性肝炎。

18. 治疗便秘时，一定要留意患者舌下脉络是否青紫，若见络脉迂曲青紫则可在应证方药中加入桃仁、虎杖，常收佳效。桃仁能润肠燥、消瘀血、通大便；虎杖活血通经、缓泻通便。

19. 新疆和静县张回春医生治疗肠梗阻术后又发生肠梗阻者，取中医"大气一转，其气乃散"之旨，自拟治疗肠梗阻方，观察150多例病人，服药不超过2剂，均在药后4~6小时内胀消满除，结破塞开，未见不良反应，服用稳妥。处方如下：柴胡30g、白术10g、茯苓15g、枳实10g、枳壳10g、大腹皮30g、榔片30g、陈皮10g、青皮10g、木香9g、丹皮10g、赤芍15g、红花10g，水煎服。方中重用柴胡"主心腹肠胃中之气结"；青陈皮调肺脾肝胆之气，消积化滞；枳实、枳壳缓急相兼；木香行气止痛；茯苓利水以渗脾湿；因气结营滞，用赤芍、丹皮、红花行营血之郁滞；大腹皮、榔片破气下行，一鼓作气立可奏效。赵振兴老中医认为此组方符合病情，药重力猛，但无硝黄之邪劲，体弱者亦可用之，便通即停用，故用之无妨。本方原载《中国中医药报》，应用时药量可视病情再酌情调整，效果更佳。

20. 生山药味甘性平，功能益气养阴且兼涩性，临证应用要从益气、养阴、兼涩性三个角度去考虑。患者若兼便秘则不宜投，而兼便溏者，则用之为佳。而黄精与山药一样，亦能益气养阴，兼润大肠，临床应用当从益气、养阴、润肠三方面考虑。若气阴两虚兼便秘者用之为宜，而便溏者则不宜。

21. 山楂消食导滞，荷叶化浊升清，二药合用，可化酒食脂浊之积，久服可降体重。治脂肪肝可用柴平汤加楂、荷治之。脂肪肝为痰瘀互结所形成的肝经积滞，气、食、痰、脂、瘀兼见，此积滞非一日形成，亦可取健肝汤加金钱草、虎杖、草决明、炒卜子、瓜蒌仁、生山楂治之，久服可收良效。

22. 酒精性脂肪肝方：葛根、葛花、玫瑰花、败酱草、地丁、白花蛇舌草诸药合健肝汤方，久服有效。

23. 临证凡遇泥沙样胆结石可用半夏泻心汤去黄芩加橘叶、炒枳壳、郁金、金钱草治之，可使结石排净，对于大个结石难以排出者上方加核桃仁 4 枚（油煎单吃，用药汁送服）、鸡内金15g，坚持服药 2～3 月亦可使结石分解、溶化、排出体外。排石的金钱草、郁金、鸡内金需重用方效。半夏泻心汤能调理气机升降；金钱草、郁金、鸡内金三金能利胆解郁排石。现代临床已证实三金能松弛胆道括约肌、促进胆汁分泌和排泄。

24. 胆结石溶石三药：芒硝 3～5g（冲）、鸡内金、郁金。郁金有利胆之功，能收缩胆囊，增加胆汁分泌；与芒硝、鸡内金合用有溶解胆结石之殊功。三药可结合辨证应用。

25. 胆结石或胆囊切除术后若见右胁或右上腹隐痛者，其病的发生中医认为：术后伤胆，少阳受损，余邪未尽，气滞瘀阻，疏泄失调，治宜疏肝解郁，化湿利胆。处方可用柴胡疏肝散加金钱草、垂盆草和茵陈蒿汤治之，加元胡、橘叶效更佳。

26. 青皮、陈皮二药合用，有调理三焦气机之功效。临床实践发现二药可使胆囊中固体含量降低，可预防和减少胆结石的形成，为治疗胆结石的重要药对。

27. 若见胆结石或肝内胆管结石，可在中医辨证论治的基础上酌配皂刺、路路通、炒王不留、泽兰、虎杖可提高治疗效果。

28. 江苏省阜宁县中医院防治慢性乙肝纤维化效方：二甲二虫胶囊，药物组成：山甲珠20g、醋鳖甲40g、土元20g、僵蚕20g，共为细粉，过筛混匀装胶囊备用，每次服胶囊 6 粒，约 2g 药粉，日 3 次。本药取动物药活血化瘀之殊功而组方，共奏活血化瘀，软肝散结之功，连续服用时间不少于半年。赵振兴老中医认为：药用二甲二虫胶囊与健肝汤合用效果更好，疗程可大大缩短，对慢性肝病只要选药恰当，坚持长期调治，其效必彰，其神奇之效足以让世人关注。

29. 皂角有祛痰排脓消肿之功，与乌梅、山慈姑合用可用于胆囊息肉的治疗，临床与四逆汤合用可收良效。

30. 胆囊息肉，可用温胆汤加柴胡、黄芩、乌梅、夏枯草。

31. 贵州石恩骏教授创制治疗各种息肉之基础方：乌梅30g、生薏仁30g、威灵仙15g、僵蚕10g。并根据不同病机加减用药，声带息肉配生地、元参、麦冬、桔梗、甘草；胃息肉配党参、白术、茯苓等；肠道息肉配大血藤、黄连；胆道息肉配柴胡、白芍、香附等。唯息肉类疾病之治疗费时较长，坚持服药始可收稳定、彻底之疗效。

32. 金钱草有清热利胆、利湿退黄之功。临证简方：取本品与等量车前草合用，可降尿酸防治痛风；与乌梅、山楂相伍可消胆囊息肉。

33. 治疗乙肝病毒所致疾患可从热、郁、滞三方面入手。临证服药时间不少于6个月，可用健肝汤加郁金、香附、佛手、生地、丹参、虎杖、垂盆草、半枝莲治之。为方便病人可用上药制成胶囊服用，1次4～6粒，日3次，久服可见效。症状和化验指标减轻后可每年服用3个月为好。

34. 朱良春老中医依据其师章次公先生之经验，制定复肝散用于治疗慢性肝炎及早期肝硬化获得良好效果。本方为江苏南通中医院不外传之协定方，复肝散有缩小肝肿，改善肝质，恢复肝功，增进食欲之功。临床证实有提高血浆蛋白，纠正白、球蛋白倒置之功。处方：太子参30g、鸡内金24g、紫河车18g、姜黄18g、炙地鳖虫18g、广郁金18g、参三七15g。共为细末，1次3～6g，日2次。

35. 当归补血汤（黄芪：当归＝5：1）合健肝汤合用有防治肝纤维化的作用，长期服用可预防慢性肝病发展为肝硬化。其效果已被临床证实，值得在临床实践中继续探索和总结。

36. 三化汤：枳实6g、大黄2g、厚朴6g、羌活6g。枳实、大黄降浊以通大便；羌活升清降浊直达下焦而返回上行至脑；厚朴调理肠胃以行中焦之气。对中风初期大便干或大便不爽者效佳，为必用方。

37. 老年肠道失润，大便困难，习惯性便秘，久服通便药失效者，可用生首乌30g水煎服，或研粉每服6g，日服2次。

38. 临证若遇大便不爽、虚坐奴责者除考虑中气不足外，还要细细诊断看看是否为三焦湿郁，升降失司所致。大便不爽是指排便困难，大便不成形或黏滞难行或头干后溏，舌质淡苔白腻。治宜调畅三焦气机，祛湿、下气、通滞，可用下方治之。处方：藿香10g、厚朴10g、陈皮6g、杏仁3g、神曲15g、生麦芽30g、生白术40g、枳实10g、薤白10g、云苓10g、茵陈10g、炒卜子20g、大腹皮6g、大黄3g、砂仁3g，水煎服，日1剂。本方为《温病条辨》一加减正气散化裁方，该方适应证为：三焦湿郁，升降失司，脘连腹胀，大便不爽，一加减正气汤主之。

39. 山西名医刘绍武先生取威灵仙宣通之性治习惯性便秘，常获佳效。创方"利肠汤"：白芍30g、甘草30g、芦荟5g、威灵仙10g。刘氏言："其大便难常苦不下，它药无效者，利肠汤主之。"临证治习惯性便秘效佳，我们可在应证方药中单独加入威灵仙10～15g亦常取效。

40. 虚秘效方：虚坐努责，时欲排便，虚坐而不排便；排便艰难或便秘头干后溏，初努挣方可排出。处方：生白术30g、生地10g、生白芍30g、升麻5g、麦冬10g、元参10g、当归15g、柴胡6g、甘草6g、紫菀30g。水煎服，日1剂，连用数剂。

41. 腹泻日久，患者出现虚坐努责者宜升提中气，可用补中益气汤加防风治之，常收良效。但补中益气汤中炒白术需用至12～20g。

42. 溃疡性结肠炎久治不愈见有脓血或间断有胶冻样便者，可在应证方药中加入仙鹤草 30～60g、升麻 3g、桔梗 6g，三药既可扶正治痢又可鼓舞清阳上升，有良效。若遇咳嗽即欲排便者，应证方药中加入薏米、桔梗有良效。

43. 肛肠病术后诸症的调理原则：二便难，从气化入手调理；肛门肿痛，从瘀入手，化瘀解毒可治；术后创面愈合迟延者，从脾切入，补脾益气，运脾化湿可调，诸法辨证论治常收佳效。此为石家庄市中医院肛肠科积累之经验，此原则包涵了数位老中医临床心血。

44. 预知子与刘寄奴合用善行肝经少腹之气，加橘核、荔枝核，可治疗男、女少腹两侧之肿痛有良效。

45. 桃仁、虎杖、路路通、当归、郁金，诸药有活血通便之功，对久患便秘之人可在应证药物中加入上药，可消肠腑之瘀滞。

46. 蒲公英、败酱草、鸡血藤、桃仁、川牛膝相伍，活血养血、解毒散结，对少腹部炎性包块有消散之功。

47. 紫草、香附、银花藤、白花蛇舌草四药清热解毒理气通络，可消下焦瘀滞，下焦之气血结聚之炎症包块可消散。

48. 急性阑尾炎可用大黄牡丹汤加味治疗，临床疗效可靠，早期应用本方治疗 1 周内可愈，严重者一般 7～12 天可愈。处方：大黄 9～20g、芒硝 6～9g、桃仁 9～15g、冬瓜仁 20～30g、丹皮 9～15g。开始用最大量，1 日可服 2 剂，以泻下血水或黑色大便为度；若服后 4～5 小时仍不见泻下者，说明药量不够，即可服第 2 剂；若便通则减为中等量，诸症减轻后，可用小剂量继服之巩固疗效。临床应用本方可视病情合白蛇合剂或加败酱草、赤小豆、赤芍、皂刺效更佳；腹痛明显可加元胡、木香、三七粉；若已化脓，血象高者，可配合抗生素治疗，可防止腹膜炎的发生；发热者可加银花 20g、连翘 20g、青蒿 30g。

七、腰、肾部

1. 急性肾炎的临床表现中，有血尿表明病变已深入血分，有高血压倾向者，麻黄属于慎用之列。从中医理论来看，一般为肺胃毒热不尽，与脾湿相合，湿热外溢肌肤则发为浮肿，下注膀胱伤及阴络则尿血，总的来看是湿热毒为病，治法当以清热利湿解毒，利尿消肿，凉血止血为法。

2. 肾病治疗心法：临床以高度水肿、大量蛋白尿、低血浆蛋白和高胆固醇为主证，临证把好消水肿、抗感染、控制蛋白这三关是治疗肾病的重点。这三关中，最重要的就是控制蛋白尿。如果蛋白尿得到控制，就增强了抵抗力，反复感染和水肿就容易控制，因此控制蛋白就是治本，其余都是治标。

3. 临床治疗肾病水肿伴蛋白尿时，如水肿较重则以治水肿为主，温阳利水，利尿消肿为法，方选真武汤或实脾饮。待肿消后，再用温阳固肾，固涩下元之法消除蛋白。如果一开始就将利水与固涩一起用，势必相互干扰，限制各方面的疗效。

4. 肾主藏精，一般没有实证，不能采取攻逐法，即使有相火，也只能滋阴清热，不能攻伐。但膀胱是腑，可清可利。

5. 三妙散与八正散相配治下焦湿热甚妙。湿为阴邪，易于伤阳，阴邪为病，忌用阴柔滋腻之品，故补阳不宜用金匮肾气丸。

6. 中老年妇人慢性尿路感染，可用二仙汤（仙茅、仙灵脾、巴戟天、当归、黄柏、知母）去巴戟天加蒲公英、紫花地丁、白花蛇舌草、青蒿治之，常收可靠疗效。本方调冲任，和阴阳，解湿毒，促气化而效。

7. 刘寄奴味苦性温，有破血通经、除癥消胀之功，可治疗心腹结痛、月经不调、金疮出血等。赵振兴老中医经验：临证对慢性尿路感染久治不愈者，可在应证方药中加入刘寄奴20~30g治之，常收效。

8. 肾结石方：威灵仙15g、金钱草30g、鸡内金12g、冬葵子10g、怀牛膝10g，水煎服，日1剂；输尿管结石或膀胱结石可用威灵仙15g、滑石10g、海金沙15g、通草6g，水煎服，日1剂。诸药经临床验证确有较好的化石排石作用。

9. 石家庄市中医院冯占海老中医治疗肾结石验方：金钱草、郁金、枳壳、厚朴、瞿麦、萹蓄、海金砂、内金、石苇，水煎服，日1剂。配阿托品0.3mg，日2次，多饮水，多跳跃，临证可参考。

10. 肾结石体外冲击波碎石术后所致肾损伤见尿血、腰痛、小便不利者，可用下方调治：黄芪15g、丹参10g、川芎3g、赤芍10g、泽泻10g、金钱草40g、石苇15g、车前草20g、大黄3g、荆芥5g、甘草6g、鸡内金10g。水煎服，日1剂，连用2~3周。

11. 裘沛然教授治疗肾病综合征效方：生黄芪50g、土茯苓30g、黑大豆30g、牡蛎30g、巴戟天15g、黄柏15g、泽泻18g、大枣7枚，诸药共奏补气健脾，益肾利水，泄浊解毒之功。本方对肾功能的改善及临床症状均有很好的功效，以此为基础应变于临床，屡获效验。

12. 输尿管结石可用佛手、炒白芍、甘草三药相伍，可收解痉，扩张输尿管，增强输尿管蠕动之作用。

13. 临证治疗肾积水均可以五苓散为主方随症加减。气虚者加黄芪、党参；血虚加熟地、制首乌、当归；肾阳虚加仙茅、仙灵脾、枸杞、肉苁蓉；阴虚加女贞子、旱莲草、麦冬、石斛；瘀血内停加丹参、当归、益母草、桃仁、川牛膝；腰痛合腰痛四药（寄生、川断、狗脊、补骨脂）；肾结石可加金钱草、鸡内金、海金砂、芒硝；肾结核所致者加夏枯草、功劳叶、百部；妇人合并盆腔炎者可加败酱草、薏米、蒲公英、鱼腥草等；大小便不利者加大黄、荆芥、威灵仙治之，均有佳效。

14. 裘沛然教授在临床实践中，从上百味清热解毒药物中精选出五味治疗慢性肾病药物，并把其作为首选药物。他认为：漏芦、白薇、白花蛇舌草、黄芩、黄柏在共有作用中还有特异作用。因为这些药物同有清热解毒作用外，白薇还有治疗"失精"的作用；漏芦并有治疗"失精尿血"的作用；白花蛇舌草兼有利水消肿和活血的作用；黄芩兼有治疗感冒、高血压和浮肿的作用；黄柏兼有治疗遗精作用。中医学限于当时的历史条件，没有尿蛋白的记载，但以现代科技知识推论，蛋白尿似应属于肾精范畴。则以上几种药除了能发挥其清热解毒的功效外，对于肾炎的蛋白尿、血尿、高血压、浮肿和感冒等均有兼治之效。

15. 慢性肾病，蛋白尿迟迟不消者，临证选药要利涩同用，常收良效。方药常选猪苓、云苓、泽泻、大黄、薏米、半枝莲、金樱子、覆盆子、桑螵蛸、五味子、白果。

16. 临证凡见肾病患者反复感冒可用下方调治，常收良效。处方：白花蛇舌草 30g、白茅根 20g、赤芍 10g、黄芪 15g、炒白术 10g、蒲公英 20g、羌活 10g。方中羌活一药能归肾与膀胱二经，该药不仅能治肾病感冒，而且与诸药合用既可增强机体免疫力又能预防感冒。

17. 中医虽无前列腺炎病名，但在病因病机方面中医有独到见解，认为湿热是其主要病理病机，精浊瘀阻是其主要病理变化，肾虚是疾病后期演变之结果。依据慢性前列腺炎肾虚为本，湿热、瘀血为标的病机本质，临床可选敦煌出土卷子《辅行诀脏腑用药法要》所载"大泻肾汤"加川牛膝、益母草治之，有良效。此方资料源于甘肃中医学院，赵振兴老中医经临床实践以上药物、用量，可掌握应用：茯苓 30g、大黄 10g、黄芩6g、炒白芍10g、干姜2g、川牛膝10g、益母草10g。水煎服，日1剂。注意大便干者大黄后下，大便不干大黄与诸药同煎即可。

18. 前列腺炎属于中医"白浊"范畴，其病机属湿热蕴积精窍，日久热毒与湿瘀浊互结。临证治以活血通络、祛湿清浊、清热解毒，可用白蛇合剂合桂枝茯苓丸治之，有良效。

19. 前列腺增生可用白蛇合剂合桂枝茯苓丸（桂枝、茯苓、桃仁、赤芍、丹皮）治之，常可收效。其功效为解毒散结，祛瘀降浊。

20. 前列腺增生属于中医"癃闭"范畴，它是指小便量少，点滴而出，少腹憋胀不适，甚则小便闭塞不通的一种疾患，为老年常见病，常因急性尿潴留而就诊。其病机，临床以痰瘀互结为主，治疗以通瘀散结为要，用下方有效：生黄芪30g、生甘草10g、丹参30g、皂刺10g、益智仁10g、石菖蒲6g、桔梗6g、白花蛇舌草30g、虎杖10g。方中丹参活血化瘀，通络脉；皂刺化痰散结；桔梗、石菖蒲化痰宣肺通窍，取"上窍开则下窍自通"之义。

23. 秦艽与浙贝相配，可治疗腰骶或腰腿刺痛、胀痛及攻窜疼痛。二药能入筋透骨，舒筋活络定痛。

24. 五更腰痛其病机为风木司令，阴阳交替之时，风气内通于肝肾则腰痛作。江西顾丕荣医师用独活寄生汤加柴胡治之，疗效显著。

25. 赵振兴老中医自拟补元缩尿汤，临证对于患心脑血管疾病日久兼见夜尿频数者有效。处方：当归15g、党参15g、桑螵蛸15g、芡实20g、炙麻黄6g。水煎服，日1剂。

26. 升麻配乌药、云苓有提壶揭盖之功，与治肾六药（白花蛇舌草、白茅根、白薇、黄芩、黄柏、漏芦）相伍，可治老年癃闭。

八、皮肤

1. 人工荨麻疹又称皮肤划痕症，临证可用养血活血法治之。临证选桃红四物汤合五颜六色方加荆芥、防风、蝉衣、乌梅，常收佳效。

2. 五颜六色方汤合活血化瘀药当归、川芎、红花、桃仁、赤芍可治疗妇人黄褐斑有效；六味地黄丸合逍遥散加丹参、泽兰、苏叶、天冬、鸡血藤可用于妇人面部色素沉积，久服有效，尤其对肾阴不足，肝郁气滞者效佳。

3. 五颜六色汤方临床已证实对多种皮肤病有佳效，临证若见热甚便结者，可加大黄泻热通腑；皮肤损害见渗出多者可加苍术、苦参重用以燥湿；痒甚加苍耳子、白蒺藜；皮肤干燥明显，可重用当归30g，养血活血；皮肤红甚者可加生地、丹皮、赤芍以活血化瘀，清热凉血。

4. 临证治疗皮肤病，若皮损色鲜红或暗红者，即可选桑皮、地骨皮、丹皮治之。三药有凉血清热之功，既除气分热邪又防热邪伤血，效果可靠。为加强疗效常在三药基础上增加黄芩、生地、白茅根、白花蛇舌草、赤芍、甘草、板蓝根等共奏外散风热，内解热毒之功。

5. 治疗皮肤病，若病久不愈可从"久病入络"入手，取桃仁、红花二药相伍，可收活血止痛、化瘀消斑、促进皮损消退之功。治疗皮肤病，可在应证方药中合入升降散四药，多收佳效。升降散升降并用，升清降浊，疏风清热，可使机体内外通达、气血调和，内郁三焦之热得以清散，故有效。

6. 麻黄、桂枝有开宣肺气，温经通脉之功。若与桑白皮相伍，可宣畅体表血脉循环，对顽固性皮肤病可在应证药物中应用，常收佳效。

7. 菊花可祛周身一切游风，与防风、白蒺藜善祛头面风热。头面部发疹性皮肤病，菊花为首选，并可作为皮肤病头面部的引经药；野菊花、玫瑰花、鸡冠花三药相伍，头面部红斑类疾患可用之，常收良效。

8. 何绍奇老中医治烧伤疤痕方：蛇蜕（炙酥）10g、麝香1.5g、冰片3g、珍珠10g、新鲜猪胆汁适量，调敷患处，每日1次。大旨取胆汁能融解疤痕；蛇蜕、珍珠吸湿生肌；冰片、麝香止痛之义，用药约1个月，或可恢复。

9. 过敏性紫癜从中医理论分析，病因病机复杂，风、湿、热、毒、瘀均可致病或相兼致病。斑与疹不同，疹只有阳证，而无阴寒之疹；斑可有阴阳之分，阳斑属热属实，阴斑属虚属寒，临证时可参考。

10. 青风藤为治疗过敏性紫癜的必用药，尤其对紫癜反复出现，难以消退有良效，常用量为10~20g。本品有祛风湿、通络止痛、利小便之功效，无副作用，可长期服用。

11. 赵振兴老中医经验：临证凡遇药物性皮疹患者可用麻杏石甘汤加黄芩、虎杖、公英治之，常收佳效。方中甘草宜用至10~15g，方中可加紫草、紫花地丁、紫参、苏叶效更佳。

12. 元参临证重用20~30g加入应证方药中治疗带状疱疹有佳效。颜面带状疱疹可用元参30g、紫参10g、紫草10g、紫花地丁10g、荆芥6g、防风6g治之；胸胁带状疱疹可用元参30g、瓜蒌40g、红花6g、生甘草10g、银花藤30g、络石藤10g、连翘20g、柴胡6g治之；若见口苦、尿黄者可用龙胆泻肝汤加元参30g、乳香3g、没药3g治之。

13. 龙胆泻肝汤治带状疱疹，要抓住皮损灼热、痒痛兼见、痛如火燎、口苦、尿黄之主证，用之常收桴鼓之效。亦可加瓜蒌、红花、甘草三药。

14. 白癜风的治疗，可在五颜六色方基础上，加补骨脂、白蒺藜、旱莲草、菟丝子、当归、白芍治之，久服可控制其发展，皮损消退或缩小。临床观察头面部血管丰富，局部血液循环旺盛见效快，手臂末梢循环差，恢复速度慢。白癜风为疑难病，治疗时间长，但通过调理五脏机能，增强体质，可收到一定效果。

15. 上海金谷成氏治疗白癜风，认为按五行学说，白色属金、属肺，皮肤变白，正是金旺、肺热的表现。金过旺则乘木，木属肝，肝藏血，所以本病乃肺热乘肝所致。据此他设计了一张方子：泻白散合补肝汤，该方且对外阴白斑亦有效。组成：桑白皮、地骨皮、甘草、山茱萸、当归、白芍、细辛。（另方补肝汤：川芎、当归、生地、白芍、木瓜、麦冬、大枣）

16. 皮肤湿疹搔抓者，可用苍耳子、白蒺藜入应证方药中有良效。常用处方为：苍耳子6g、白蒺藜12g、防风6g、荆芥10g、生甘草6g、乌梅10g、徐长卿12g、女贞子15g、茜草15g、丹皮9g。水煎服，日1剂。

17. 手足皲裂脱皮外洗方：生地30g、黄芩30g，水煎外洗，先浸泡双手20分，然后浸泡双足20分，日洗2次，每次加温后洗用，1剂可用3天。

18. 赵振兴老中医临床经验：对一些皮肤溃疡长期不能愈合的病人，可用中医"补地气"的方法治疗（即采用补益脾土的方法），疗效极佳。此得益于中医五脏相生理论，脾为土，土能生金，肺为金，肺主皮毛。皮肤溃疡长期不愈合是由于脾土虚，导滞皮肤损伤后修复功能不足，中医称为"土不生金"。可用下方：黄芪15g、党参10g、当归3g、云苓10g、生甘草3g、陈皮3g、山甲珠6g、皂刺6g、炒谷麦芽各30g、炒白芍10g、生白芍10g、赤芍10g、红花2g。水煎服，日1剂。同时可结合中医外科相应方药常规外治，可收良效。

19. 雄黄研细与艾绒混匀，做成艾条，点燃后烟熏扁平疣母疣体至发黄、发黑，每天1次，连熏4~5天，一般15天左右即可全部脱落。

九、小儿部

1. 小儿发热是儿科最常见的一种急性临床症状，中医学一般将其分为外感、内伤两大类。外感发热是指由于感受风寒暑湿燥火"六淫"之邪所引起的；小儿内伤发热不同于成人，主要是指由于饮食失节、乳食内伤、积滞化热或久病阴虚所致。

小儿外感发热临床以风热为多见。治宜：辛凉清热、疏风解表。药用：生石膏 30g、金银花 10g、薄荷 6g、杏仁 10g、连翘 10g、蝉蜕 6g、荆芥 6g、橘红 5g，水煎服。本方用生石膏入肺胃经，走肌表而解肌退热；金银花、连翘、荆芥、薄荷清热解表；杏仁宣肺止咳；橘红理气化痰；蝉蜕疏风清热、定惊安神，因小儿伤风最易夹痰、夹惊，故用橘红、蝉蜕。

小儿内伤发热临床多以饮食积滞为多见。治宜：清热导滞、解表攻里。药用：生石膏 30g、金银花 10g、薄荷 6g、银柴胡（柴胡）10g、黄芩 10g、连翘 10g、炒槟榔 10g、枳壳 6g、大黄 2~10g，水煎服。本方用生石膏、金银花、薄荷解太阳表证；柴胡、黄芩、连翘和解少阳之郁；炒槟榔、枳实、大黄清泄阳明腑热。此方为三阳经同治新法，三经积热既除，何患高热不退，以上为河南儿科名老中医马荫笃临证运用几十年之经验，辨证确切，效如桴鼓。临证时可参考。

2. 小儿外感和内伤发热的临证鉴别：一般外感发热多伴有恶寒，头痛，鼻塞，喷嚏，流涕，咳嗽，指纹浮红等；内伤发热多呈午后热重，腹胀，腹热，口中气臭，胃满不思食，大便干结，小便短黄，舌红，指纹青紫等。

3. 小儿高热除内服药物，可用青蒿 20g、香薷 15g 大锅煎煮 20 分钟，取汁 3000~4000 毫升，倒盆内给小儿沐浴熏洗，使其腠理开、毛窍通、汗出而热减，沐浴后擦干皮肤，注意避风，屡验屡效。

4. 小儿发热需抓住两点：

（1）脸蛋儿、手心热而见体温高，此为食火，可用平胃散加焦三仙治之。

（2）体温高而见手足厥逆，甚则寒战，此为内火外寒之象，不可输液，可用葱、姜、白菜根、香菜适量加红糖煎煮热饮之，汗出烧即退。

5. 小儿解热丸：原名至圣保元丹，其定名为解热丸，但不是一般的解热药，而是专门用于小儿急性呼吸系统感染疾病的表热证。该药一方面清热化痰，一方面宣肺解表，其解热作用往往超越一般的抗生素。但是如果没有咳喘的主证，只是发高烧，用其退热则效果不佳，临证需注意。

附：至圣保元丹药物组成：胆南星3两5钱、防风3两5钱、羌活3两5钱、茯苓2两、僵蚕（炒）2两、甘草2两、天竺黄2两、橘皮2两、麻黄2两5钱、钩藤2两5钱、薄荷2两5钱、天麻3两、猪牙皂2两5钱、全蝎4两（如活的用80个）共为细末过罗。每37两5钱细末兑琥珀2两、牛黄4钱、冰片2钱、朱砂1两6钱、麝香4钱。制备与用法：上药研细过罗，混合均匀，炼蜜为丸，每个重5分，蜡皮封固。每服1丸，日服2次，温开水送下，3岁以下小儿酌情递减。主治：小儿感冒发烧，咳嗽痰盛，气促作喘，急热惊风，手足抽搐，项背强直。

6. 婴幼儿感冒、咳嗽、涕多、鼻息不利难以服药者，可用鱼腥草30g置壶内，加水文火煎沸使药气溢出时，近处闻吸，有较好的疗效，每次闻吸1小时，1日数次即可。

7. 顽嗽三药：治小儿久嗽不已者，可用炙麻黄1~2g、沙参10~15g、仙鹤草15~30g，养阴清热镇咳而收效。此经验来源于江苏省中医院，为老中医临床经验。

8. 小儿痉挛性咳嗽方：仙鹤草15g、荆芥5g、蝉蜕5g、桔梗 5g、五味子 3g、百部 5g、紫菀 5g、枳壳 2g、甘草 2g。

9. 湖南老中医王震辉先生治小儿百日咳秘方：川贝 5g、寸冬 6～9g、葶苈子 3g、百部 6g、炙杷叶 6g、炙款冬花 3g、五味子 2g、杏仁 3g。水煎服，日 1 剂，一般用 3～5 剂即效。

10. 天津何世英老中医诊治儿科呼吸系统疾病经验：认为一般内热重，治疗必须重视清热护阴，解表以辛凉为宜，尤其是咽喉炎、扁桃体炎更应忌温燥。气管炎、肺炎等咳喘为主者，在宣肺化痰定喘的同时，也应避免温燥，以免伤阴，导致病情复杂。另外，小儿呼吸系统疾病如上感、咽炎、扁桃体炎、气管炎、肺炎等，是儿科最常见、最多发的疾病。且由于小儿生理病理特点，肺胃郁热、燥火、内伤多是其急性发病的内因，感受风邪常为构成发病的外因。

11. 小儿风热咳嗽（气管炎）最易向两个方面转化：一个是转为肺热，再由肺热引起大便燥结，进而出现肺胃热证。如果肺胃俱热而矛盾的主要方面是胃热（也就是阳明腑热），那么，釜底抽薪就是行之有效的治疗方法。一个是转为肺阴虚，进而出现剧烈呛咳，治疗须重点滋阴润肺，剧咳可很快控制，其效果往往超过成人。

12. 临床上凡遇小儿扁桃体炎或小儿肺炎，不论大便通否，均可在应证药物中加入大黄，使其肠腑通畅，上焦壅遏之邪热、痰浊自后阴出；加栀子，使邪自小便出，其效速矣。这即古人"病在脏，治其腑"之真义。

13. 小儿腮腺炎验方：白花蛇舌草 20～30g、赤芍 6～9g、白茅根 10～15g、银花藤 20～30、野菊花 10～15g、地丁 10g、石斛 10g、生甘草 6～10g、夏枯草 10g、大贝 6g、元参 10g、一般连服 3～5 剂即见效。如果患处肿胀明显加连翘 10g、柴胡 6g、重楼 6g。

14. 天津何世英老中医经验：婴幼儿口腔炎临床多见疱疹性和溃疡性，临证运用中成药治疗，疱疹性者用小儿牛黄散疗效最迅速；溃疡性者用赛金化毒散效果较好。

15. 小儿泄泻乃常见病，一般认为其病机为：脾虚湿盛。现代医学称之为"婴幼儿消化不良"。何世英老中医依据其临床表现分为四证：积滞证，食积泄泻证，大肠郁火证，湿热泄泻证。临证常用药有：烂积片、增食丹、一捻散、磨积片。

（1）烂积片：炒牵牛子2g、炒枳实2g、醋三棱2g、大黄2g、红曲1g。该方功能主治：清理肠胃，消积化滞。治疗消化不良，胸闷胀痛，肚腹瘀痛，恶心嗳气，大便不通。

（2）增食丹：焦神曲9g、焦山楂15g、焦麦芽6g、焦谷芽6g、焦槟榔9g、焦内金9g、茯苓9g、清半夏6g、陈皮9g、连翘6g、莱菔子6g、炒枳壳6g、厚朴6g、砂仁3g。本方由保和丸加槟榔、谷芽、枳壳、厚朴、砂仁、焦内金、焦麦芽而成。功能主治：健胃化食消胀满。用于婴幼儿伤食、停食、停乳、消化不良有腹泻及大便黏稠腥臭者。

（3）一捻金散：人参10g、大黄10g、槟榔10g、炒牵牛子20g、朱砂3g。口服，1岁以内1次0.3g，1～3岁1次0.6g，4～6岁1次1g，1日1～2次。主治：小儿停乳停食，腹胀便秘，大便恶臭、食积泄泻、痰盛喘咳等。何世英老中医常用于大肠郁火证所致的小儿泄泻绿色黏液便，一般服药1次后，大便即可由绿黏而转为稀黄，此时改服磨积片即可收效。另外，据何老经验本方所治小儿泄泻绿色黏液便极易与肠炎、痢疾所致的绿色便相混，但此方对肠炎、痢疾引起的绿色便无效。

（4）磨积片：陈皮9g、厚朴5g、苍术5g、甘草5g（平胃散燥湿除满、理气和中）、藿香5g、清半夏5g（醒脾止呕）、炒神曲9g、生山楂9g、炒麦芽9g（消导食滞）、白术9g、茯苓9g、泽泻9g（补脾渗湿）。该方是针对小儿单纯性消化不良一般临床症状，以消导为主，健脾为辅的原则由保和丸、藿香正气散、平胃散化裁而来。主治：小儿伤乳或伤食泄泻大便稀黄或带有不消化奶瓣、少量黏液等。

16. 小儿痢疾一病，在祖国医学中积累了丰富的经验，现代已故天津名中医何世英曾概括为：新痢宜通，久痢宜止，热盛宜清，正虚宜补，把保留胃气贯彻治疗的始终。并指出，治疗痢疾要防止几个倾向：①忌补涩。初痢宜清热导滞，肠中胶结自去。如非久痢转虚而行补涩，必使热毒留滞，秽垢益盛，变生坏证。②忌峻下。邪热胶结，宜磨凿疏通。若徒事攻下，不但热邪不能清除，反使胃气受损，易转噤口痢。但中毒性痢疾大便不下者除外。③忌发汗。痢疾发热，除确兼表证之外，一般都是内毒熏蒸所致，故不能用汗解的方法。否则，使内热益炽，伤津夺液，变成坏证。④忌分利。分利具有利水和促进肠内容物吸收的作用，适用于一般泄泻，而不适合于痢疾。治痢疾，稍微分利尚可。如过度分利，湿邪虽去，热毒仍盛，以致津液受伤，病势缠绵。

17. 小儿泄泻与痢疾的鉴别：二病均为大便次数增多、粪质稀薄，均有腹痛。痢疾：痢下赤白脓血便，或纯下鲜血，或纯为白冻，腹痛与里急后重伴随，便而不爽，甚至滞涩难下。其病机为肠中有壅滞之邪与气血搏结，其病机关键为肠中有滞。泄泻：仅大便次数增多，泻下爽利，粪质稀薄或如水样，或完谷不化，腹痛与肠鸣相伴随，其病机为湿邪为主，关键在脾虚湿盛。

18. 小儿泄泻治疗诀窍有四：①病因治疗：小儿常有伤食、湿热、脾虚、中寒等不同。②健脾燥湿：凡是腹泻，无论何因，均有湿，而且病位在脾，故健脾燥湿。③利尿分利：可调整小肠分泌功能。④适当固涩：以加强止泻效果。

处方：藿香6g、苍术6g、白术6g、大腹皮6g、猪苓10g、茯苓10g、厚朴6g、三仙各15g、黄芩6g、肉蔻6g。上方用三仙消食导滞；苍术、白术、厚朴健脾燥湿；藿香芳香化湿；猪苓、大腹皮、茯苓、车前子利尿分利；有滞必有热，用黄芩清热燥湿；肉蔻涩肠止泻。

若呕、泻交作，则先止呕，止呕用：藿香6g、佩兰6g、石菖蒲6g、陈皮6g、竹茹6g、生姜2片、半夏6g、黄芩6g、丁香3g、茯苓10g。水煎少量频服。

19. 何世英老中医临床治疗小儿痢疾常用自拟方荡痢平，其组方如下：黄连6g、木香5g、白头翁9g、秦皮6g、焦山楂9g、焦谷芽9g、焦麦芽9g、厚朴5g、血余炭9g、藿香5g、车前子9g。该方主治：急性菌痢，泻脓血便或深绿色黏液便，腹痛下坠，大便次数多而量少，身热或不热，食欲不振或呕吐者。本方系由白头翁汤、保和丸、香连丸化裁而成，可作为小儿急性菌痢的常规用药。对一般菌痢可不用抗生素，效果显著。

20. 青岛蔡化理氏经验：小儿胃肠痉挛所致的腹痛，可用白芍、木香相伍；四肢肌肉或腓肠肌痉挛，可用白芍、蝉蜕相伍，效佳。并在其临床中观察到：单味药预防小儿反复上呼吸道感染以黄芪、白术、白芍效果最佳，仅用其中一味为末或冲泡（可加少量的甘草或糖），服用15~30天，即可预防冬季反复感冒，临证可参考。

21. 据青岛蔡化理氏对白僵蚕多年的运用体会，其不仅有息风止痉，且有止咳平喘的功效，对婴幼儿喘息性支气管炎和毛细支气管炎均有显著效果，对扁桃体肿大和淋巴结肿大，亦有使其迅速消肿之效。与清热散结的夏枯草相伍，相得益彰，擅长消除淋巴结肿大。

22. 小儿过敏性鼻炎，常因肺经伏火、脾胃积热，复感外寒而发作，临证可取麻黄、细辛、辛夷、白芷四药加入应证方药中治之，常收良效。四药能散风寒通鼻窍，现代药理学研究表明，麻黄、细辛均有抗炎、抑制过敏递质释放的作用；辛夷、白芷有抗炎作用。四药用量前两味用量在1~3g，后两味在3~6g为宜。

23. 猫爪草除人们熟知的滋阴作用外，还有软坚化痰之功。临证治疗颈部肿块常与夏枯草、大贝、山慈姑诸药合用。单味15～20g，水煎服，可治儿童梦中磨牙，有效。

24. 小儿磨牙，女孩可用逍遥散加猫爪草治之，男孩用温胆汤加猫爪草治之有效。用猫爪草取"是猫避鼠"之义，以静制动也。

25. 六味地黄汤合四物汤加怀牛膝、骨碎补，可治疗小儿发育期双膝关节疼痛，有良效。

26. 小儿遗尿，可用黄芪、炙麻黄、益智仁、桑螵蛸相伍，四药合用有温肾益气、通阳化气、固脬缩尿之功。临床若与车前子20～30g、当归6～9g合用，效果更佳，此两味药为石家庄市中医院已故老中医张银芝医师家传秘方，治小儿遗尿有奇效。临床上已证实车前子一药9～12g有利尿之功，20g以上有益肾缩尿之功，其作用已被实践证明。同时，赵振兴老中医临证发现重用车前子尚有醒脑开窍之功，遗尿之人遗尿后蒙蒙不清醒者，服药后遗尿则醒，即为明证。

27. 天津何世英老中医对肾炎一病的辨证，认为必须抓住水肿和血尿两大主证，而且这两大主证很少相等，常常是一个较为突出。从病理机制来说，水气潴留体内是静的状态，血从尿中排出是动的状态。从治法来说，利湿消肿是动以制静，清热止血是静以制动，两者有着不同的治疗机制。两大主证并存，应尽可能找出当时的主要矛盾。如果水肿为主，血尿为次，在治疗上就要以利水为主，辅以止血。反之，则是以止血为主，辅以利水，这是一般情况。如果出现顽固的肉眼血尿，就需要集中力量全力止血，而不在辅以利水，以减少因动制静而影响止血效果。这一思想方法，是符合客观实际的，对提高临床疗效有很大的指导意义。

28. 对小儿疾病的治疗，不论使用经方、时方，不分季节先后，在辨证用药的同时，适当选用神曲、炒谷麦芽、鸡内金、陈皮、砂仁、白蔻仁等健胃醒脾理气之品，对小儿脾胃功能的恢复均有良效。

29. 小儿用药须以脾胃为本，寒凉之品中病即止，克伐之品适可而止，应用补益之品不可使中焦壅塞。可佐和胃之品如鸡内金、陈皮、炒谷芽、炒麦芽等消积滞而不伤正气，对促进脾胃受纳与运化大有益处。

30. 天津市儿科专家、天津市儿童医院杜文娟主任医师，诊察小儿病摸手心为其诊法特色，每诊一患儿必验于手。握手分表里，手心热为里热，多为肺胃热或胃肠积热；手背热主表热；如手心、手背均热，提示内有蕴热，复感外邪；如手心热而手背不热，则为内有蕴热而外无邪气；如手足冷凉不温，则多主虚证、寒证。

31. 成都市中医院名老中医王静安主任经验：治疗儿科病不用甘草，认为小儿脾胃薄弱，甘草有碍湿满中之弊；小儿阴虚烦渴，应少用沙参、麦冬、元参之属，而常代之以水芦根（芦根）、花粉、知母、石斛之属；小儿咳嗽不用杏仁，因杏仁苦降易损伤元气；健脾不用参、芪、术，以避其补而偏壅，代之以鸡内金、白蔻仁、炒山药、炒麦芽等醒脾益气；木通与连翘合用清心泻火、除烦，利尿泄热，用治小儿睡卧不安、烦躁啼哭；对慢性萎缩性胃炎，广木香、白蔻、元胡、丹参合用效果良好；芥穗炭可止血，常用于治疗鼻衄、血尿；檀香、沉香合用，行气止痛、温中散寒，可治虚寒胃痛、腹痛、胁痛；大黄酒炒后，可减轻泻下通腑的作用。王老经验珍贵，儿科临证宜细究之，并在临床中体会。

十、妇人部

1. 北京中医药大学聂惠民教授认为：治妇人之病不仅要深明"妇人以血为本"的医理，且在"血"字上下功夫。指出现代妇人之病不仅可见血虚，而且常伴有血热、血瘀，因此补血、凉血、调血是治妇科病的常法。聂师善用四物治妇科病，总是生地、熟地同用，赤芍、白芍共施，在当归、川芎基础上加鸡血藤组方，治疗多种妇科病常收良效。赵振兴老中医取其理而用之，取名为加味新四物汤，临证化裁用治妇科病疗效著。

2. 石家庄市中医院老中医贾素菊治疗痛经方用温经止痛方，处方：当归、姜黄、五灵脂、小茴香、沉香、木香各10g、炒白芍20g、元胡15g、川芎15g、橘核12g、没药9g、甘草9g。痛甚加乳香10g；血瘀加三棱、川牛膝各10g；气滞加香附10g；寒甚加乌药、肉桂各10g。月经前3日开始服用，每日1剂，连用5~7剂。本方理气活血，温经而不伤正气，可收滞行、瘀化、寒散、经调、痛止之效。本方源自王清任之少腹逐瘀汤，为贾主任40年实践方，临床应用屡收佳效。

3. 当归、大黄、仙灵脾可调冲任，善治经前乳胀，三药与夏枯草、猫爪草相伍，可消乳中积块。

4. 明末清初著名医家傅青主先生擅治妇科，著《傅青主女科》，言："治带下祛湿为要"，并认为"白带为脾虚湿盛；青带为肝郁湿热；黄带为任脉湿热；黑带为内热熏蒸；赤带为肝郁脾虚，湿热蕴于带脉"。傅氏祛湿之法有以下几种：白术配苍术健脾燥湿；山药配芡实补脾祛湿；茯苓配车前子健脾利水渗湿；柴胡配芥穗炭升阳除湿；茵陈配栀子清热祛湿；黄柏配车前子清热利湿；王不留行配刘寄奴通络利湿。

5. 女子带下可用炒山药、薏米、白果、杜仲炭合用治之。其中杜仲炭有强腰膝止带下之殊功，白果味涩收敛止带。

6. 中医认为冲任之本在肾，临证补肾之品多能固补冲任。安胎的基本原则不外补肾以固冲任，补肾时需细辨阴虚或阳虚，因阴虚生内热，阳虚生内寒。安胎常用寿胎丸合四君子汤治之，以此组方加减治之可收良效。选方时可用至菟丝子、党参 20～30g。菟丝子平补肝肾可治肾虚体弱，肾阴肾阳均可补之，其性补而不燥，滋而不腻；党参味甘性微温，健脾助运，脾旺可生血、和脾胃、扶正气而促进机体之新陈代谢，二药为安胎之佳品，肾脾双补。菟丝子补先天、固胎元；党参助后天、养胎体、脾肾双调、气血双补而收效。遣方时凡欲养血安胎者，除必选菟丝子、党参外，还可选寄生、阿胶珠、制首乌、黄精、枸杞、大枣，若佐以健脾和胃之茯苓、甘草、炒白术组方疗效更佳。临证加减时需留意，阳虚内寒者可用鹿角霜、巴戟天；阴虚内热者可用二至丸；出血多者可加陈棕炭、艾叶炭、地榆；腰酸肾弱者可加狗脊、炒杜仲；少腹坠胀不适者加黄芪、升麻、柴胡补气升提；便干加肉苁蓉、熟地；口干加太子参、麦冬；胎热见舌质红苔黄加竹茹、黄芩、芦根；夜尿多加益智仁、覆盆子、桑螵蛸；带下多加山药、白果、败酱草；乏力、便溏、纳少，可合七味白术散治之。临证凡遇胎漏、胎动不安，大多以阴道出血为主证，当务之急在于止血，凡温行动血之品当禁之，如当归、川芎之类当慎之、避之为好。安胎之方不可过于繁杂，但须全面照顾，处方药味掌握在9～15味为宜，用药要精选，主次要分明，胃纳要保证，补剂方收功。

7. 怀孕后有妊娠反应者，可用藿香、紫苏、砂仁、芫荽煎汤盛入茶壶中时时嗅之，素体面白气虚之人，可用桂枝汤效亦佳。3个月后每月可用人参 3～5g，切薄片每日嚼服 1～2 片，可使胎儿元气充沛，智力发达，适应力强，体魄健壮。4个月后可用藏青果 3～5 个炖猪肚服 2～3 次，以清胎热，可减轻胎毒所致的各种疾病。怀孕后期出现足肿时可适当多食鲤鱼。

8. 治妊妇胎漏、胎动不安（西医称为早期先兆流产），因脾肾亏虚，冲任失调，胎元不实，胎失所系（养）所致者，可从脾肾二脏调治。治疗大法为补养肾脾，调养气血，固系胎元。常用药物有以下几方面：黄芪、党参、炒白术、甘草益气健脾以载胎；熟地、炒白芍、枸杞补肝肾，滋补阴血以养胎；菟丝子15~20g，补肾精以安胎；桑寄生、川断、炒杜仲固肾壮腰以系胎；阿胶珠养血止血，艾叶炭暖宫，温经止血，二药合用以安胎；黄芩清热安胎；砂仁理气安胎；炒白芍、甘草缓急止痛；阴道出血多者可酌加地榆炭、仙鹤草；妊娠呕吐加竹茹、黄连、苏叶；夜尿多加益智仁、山药。妊娠60天内1日1剂中药，水煎2次分服；60~100天1周进中药3剂，或服至既往流产天数后30~50天为宜，同时注意卧床休息，忌房事、恼怒，不食白米饭，多食小米粥。症状轻者亦可服用中药制剂寿胎丸调治。

9. 产后乳汁自出，证属气血虚弱者，可用八珍汤加桔梗、金樱子、乌贼骨治之有效。方中金樱子、乌贼骨有收敛乳汁、防止乳溢之殊功。

10. 《金匮》当归芍药散（当归、白芍、川芎、白术、茯苓、泽泻）加巴戟天、白果、乌药、沉香，治疗妇人慢性盆腔炎有良效。其中乌药、沉香重在理气；巴戟天、白果有走少腹通任脉之功。本方对久患盆腔炎不孕之妇女治之，亦常见效。治疗盆腔炎不可忽视寒、湿、瘀三种因素，虚寒见证为本方适合之证。

11. 临床经验证实，妇人慢性盆腔炎和盆腔积液或B超报告肿瘤为液性者，临床一定要抓住寒瘀内阻这个病机，大胆地用温散之品，常收佳效。凡遇此症，均可在方药中加入二丑、皂刺化瘀逐水；小茴香、川椒目、干姜、肉桂温经散寒。若带下清稀如水，量多为肾寒、带脉失束，可用鹿角霜、露蜂房为伍；若少腹冷，经期腹痛可用紫石英、花蕊石相伍，有良效。

12. 败酱草与桃仁、川牛膝相伍可消散下焦瘀血，解毒散结，对妇人盆腔包块有良效。

13. 临证对多囊卵巢而致闭经者可用中药调理。赵振兴老中医用加味新四物汤（当归、赤白芍、生熟地、川芎、鸡血藤）加寄生、菟丝子、巴戟天、紫石英、枸杞、仙灵脾调经血，滋肾水，温肾阳而促卵泡成熟、排出、推动月水来潮。若体胖痰湿之体可加皂刺、胆南星、大贝化痰通经；若少腹寒痛，可加川椒目、吴茱萸、乌贼骨。

14. 炒王不留、路路通、丝瓜络三药合用有理气通络之功，常与加味新四物汤相配，对妇科输卵管不通有治疗作用。用巴戟天、仙灵脾、蛇床子、菟丝子四药可收温肾促排卵之殊功。山甲珠、皂刺、路路通、麦冬相伍，有活血通络，消散积聚之功，与四逆散合用，亦可用于输卵管阻塞的治疗。服药中若出现少腹痛加重或疼痛者，此为"病药相争"其效更捷。桂枝与皂刺相伍，有温经通络之功，对女子输卵管阻塞者有效。

15. 卵巢囊肿方：柴胡6g、当归、赤芍、白术、青皮、枳实、丹皮、桃仁、红花、三棱、莪术各9g、煅瓦楞15g。适应证：卵巢囊肿或卵巢积水，小腹有肿块，月经量少，腹中隐痛，脉沉弦。

16. 妇人输卵管不通可用卷柏、泽兰，效佳。

17. 女子无排卵性不孕方：菟丝子15g、仙灵脾20g、炒杜仲12g、熟地20g、枸杞12g、淮山药15g、山萸肉10g、当归15g、川芎6g、木香6g。山药健脾助孕，寓土生万物之义。其治疗原则为助肾阳、养精血、健脾胃、化瘀滞。月经第5天开始服，日1剂，水煎服，连用14天即可停药，待下次月经至后再服14剂，连续调理3~4月有效。

18. 宫颈癌方（中药代化疗方）：白花蛇舌草30g、半枝莲20g、墓回头15g、败酱草20g、大黄6g、银花20g、桃仁9g、川牛膝10g、连翘30g，水煎服，日1剂。（李源注：体质壮实者此方可代化疗，余者中医辨证施治为佳。）

19. 妇人药物流产后，月经淋漓不断可从产后恶露不绝诊治，重点从虚、瘀二字入手。其病机为冲任损伤，胞宫留瘀，瘀血不去，新血不生。治疗原则为补气养血，祛瘀生新。用药为：黄芪、当归、党参、白术、甘草补气摄血；益母草、当归调经止血；茜草、地榆炭、乌贼骨、芥穗炭凉血活血，收涩止血；仙鹤草补气血扶正气而达止血固冲之功，验之确有佳效。

20. 妇女因上节育环而致月经量多或淋漓不断者，可在加味新四物汤基础上，选用坤草、茜草活血祛瘀；仙鹤草扶正收敛，养血止血；败酱草清热消炎，去腐生肌，诸药相伍常收佳效。

21. 30 岁以上的女性若在月经前后，面部或背部粉刺增多，月经后减少或伴有月经不调，这是由于内分泌系统发生变化而出现的迟发性痤疮，也与饮食结构不合理和电脑前坐的时间太长有联系。中医认为属于冲任失调、肺脾郁热，可用二仙汤合丹栀逍遥散加白花蛇舌草、夏枯草、大贝治之有效。

22. 天花粉与鸡内金相伍能清热泻火，通行经络助津液通行之殊功。治疗少女痤疮、多囊卵巢综合征时可在方药中应用，常可取效。

23. 许玉山先生为山西名医，其治乳痈方有奇效，处方：瓜蒌 30g、银花 30g、连翘 15g、蒲公英 30g、青皮 10g、当归 10g、赤芍 10g、漏芦 12g、花粉 12g、甘草 6g，水煎服，日1 剂，连用 3～7 剂可效。

24. "热入血室"症见载于《伤寒论》，根据经文原意和临床实践，需掌握以下四条作为遣方用药的依据：①本病的发生多与妇人经期外感有关。②病在下焦血分，昼安夜作，一般白天神志清楚，夜间则出现精神错乱。③本病的治疗，小柴胡汤加减可效，用药原则为"无犯胃气及上二焦"而可"随其实而泻之"。④本病为妇科重证，不可不慎，经期高热，可考虑为其证。发热时，可用小柴胡汤合升降散，加当归、桂枝、白芍、青蒿治之；烧退后，可用小柴胡汤合四物汤加苏叶、炒香附、陈皮善后。"热入血室"切记忌大剂清热泻火之剂。

十一、肿瘤

1. 中医治疗肿瘤重在维系机体阴阳平衡，中医的思路在"带瘤生存"和"带病延年"；西医的思路是"治瘤活人"。中医治疗肿瘤的原则是扶助正气，抑制肿瘤，调和气血，平衡阴阳；西医过分强调肿瘤的消除，往往加重病人的痛苦，降低了生存和生活质量。同时西医特别关注病人瘤体消失和理化指标而忽视生存质量。要知道，肿瘤病人的生存质量、生活质量、自我感受重于西医的任何诊断结果和理化指标。治症为主，治瘤次之。（赵振兴老中医语）

2. 西医手术切除肿瘤是个好方法。在癌细胞未扩散，癌瘤位置在机体非危险区，可进行手术切除，成功率是比较高，途径也捷，但术后为防流窜或遗留之癌细胞东山再起，施行化疗其效果往往不佳。因化疗药的毒副作用太大，它对人的机体伤害力及其速变远远超过癌细胞对人体的伤害力，而且是全方位的大面积的伤害。五脏六腑紊乱的机制还得不到恢复，手术后机体又处于虚弱状态，再行化疗岂不是雪上加霜。试想，如果化疗可以杀死癌细胞，就没必要做手术，直接用化疗医治不是更省事？化疗不要说是病人，就是身体很强壮者也承受不了。有的癌症可以手术，但不一定手术，因术后会给患者带来生活和工作上的不便。如果病太严重，药物不能治愈，手术也无济于事。（以上观点引自唐家和著《大众学中医治病手册》）

3. 中医治疗肿瘤主张"分清敌我"、"刀下留人"、"带病延年"，正如吴鞠通所提倡的那样："治内伤如相，坐镇从容，神机默运，无功可言，无德可见，而人登寿域。"

4. 中医治疗积聚十分重视脾胃之作用，其观点对当下肿瘤的调治有重要指导作用。清代医家陈修园在《医学实在易》中对积聚治疗提出"理中（汤）妙得中央运（执中央以运四周）"。强调健补中焦为治积聚之重要措施。《张氏医通》对积聚之治疗讲得更详细，该书曰："善治者，当先补虚，使血气壮，积自消也，不问何脏先调其中，使能饮食，是其本也。虽然，此为轻浅者言耳。若夫大积大聚，不搜而逐之，日进补养无益也。审如何经受病，何物成积，见之既确，发直入之兵以讨之，何患其不愈。"主张积聚的治疗固护中焦，攻补兼施之重要性。临证对中晚期肿瘤病人，特别是经过放化疗治疗的病人不可一味攻病，要针对病人气血俱衰、癌毒滞留之客观实际，把"保命留人"放在首位，调气机、扶正气、固真元，以增强机体之抗病能力，病不进，人不退即为胜利，正所谓"养正积自除也。"

5. 赵振兴老中医认为：中医治疗肿瘤之原则可概括为"存人为先，缓消瘤肿"、"带瘤生存，人瘤共处"、"带病延年，重在吃饭"。笔者验之临床确可提高肿瘤患者的生存生活质量。

6. 临床实践已证实，中医软坚散结合解郁行气药对肿瘤的治疗有效，其作用如绳锯木断，属于慢慢消磨的方式完成，是治疗肿瘤的一把钥匙，所以疏达气机，调畅情志对各种肿瘤的治疗均适用。肿瘤病人在治疗时，千万不可吃补品、服补药。若体质过弱者只可小补不可大补，若补之不当则留毒体内，加速肿瘤恶化，中医"补必客邪"之说不可忽视。

7. 临床研究证明，软坚散结之海藻能促进病理产物和炎性渗出物的吸收，并能使病理组织崩溃和溶解。这对应用海藻消散积聚肿瘤有重要指导意义。

8. 临床发现用阳和汤合苓桂术甘汤、二陈汤加橘络、黄芪、防风治脂肪瘤，坚持长期服用有效。取其温阳补血，祛痰通络，散寒化滞而收效。

9. 临床研究和临床实践已证明仙鹤草有良好的抗癌消瘤的作用，同时该药还有扶正增加机体免疫力的作用，一药两用，用于各种癌症均有效。有关研究表明，仙鹤草对人体癌细胞有很强的杀伤作用而对正常细胞无不良影响，通过其增强体质之力还可促进正常细胞生长发育。良药易得，宜细探究。

10. 肿瘤的治疗要在辨证的基础上，加上经验用药常收效。肝癌可用虎杖、垂盆草、半枝莲、预知子、郁金；胃癌可用山慈姑、白花蛇舌草、半枝莲；肺癌可用薏米、白花蛇舌草、半枝莲、白果、露蜂房；乳癌可用猫爪草、山慈姑、露蜂房；直肠癌，可用败酱草、马齿苋、白花蛇舌草；脑癌可用胆南星、全虫、僵蚕、白芷等。

11. 常用中草药中，有些药物具有一定抗癌作用，如：清热解毒类有白花蛇舌草、半枝莲、七味一枝花；活血化瘀类有大黄、三七、泽兰、徐长卿；消瘤破积类有蜈蚣、守宫、水蛭、土元；中成药中紫金锭可治疗食道癌，西黄丸可用于胸腹肿瘤的治疗，小金丹可用于恶性淋巴瘤的治疗。

12. 山慈姑善治结聚肿块，但有小毒，若与温肺、润肠、补肾之胡桃肉相伍，则可缓解其毒，用之则可万无一失；胡桃肉其形象脑，若加白芷、川芎等可用于脑部肿瘤之治疗，四药为治脑瘤之药组。

13. 穿山甲珠 3g、醋鳖甲 6g、海螵蛸 15g 共为细粉，每次1g，日 2 次，取山甲珠通络散结之力，协同鳖甲、海螵蛸滋阴化核，临证对乳腺增生、甲状腺瘤、子宫肌瘤等均有散结作用。

14. 夏枯草疏肝理气，清肝火，散瘀结；海浮石化顽痰，清肺热，软坚凝，散结聚；山慈姑解毒消肿，散结消瘤，三药合用善消有形之包块。临证三药加入应证方药中可治声带结节、甲状腺结节、颌下淋巴结肿大有显效。

15. 徐长卿与元胡相伍，可减轻肿瘤病人痛苦，加入应证方药中可收效。

16. 败酱草一药，《大明本草》谓：治赤眼、障膜、胬肉、睥耳、血气心腹痛、破癥结。其中"胬肉"即眼科的胬肉攀睛，为肉状物增生，说明其不仅有破散癥结的作用，更有抑制机体肉状物异常增生之效，如：前列腺增生、鼻息肉、胆囊息肉等。

17. 若肿瘤患者骨转移，症见剧烈骨痛难忍者，可在应证方药中加入骨碎补、补骨脂、熟地、胆南星、丝瓜络、地龙治之，取其益肾壮骨通络止痛之功。

18. 寒热胶结是胃癌形成的主要病理机制，临证常用半夏泻心汤加山慈姑、大贝、仙鹤草、白花蛇舌草治之，有效。

19. 腹腔肠道肿瘤方：败酱草 30～60g、薏米 30～60g、半枝莲 15～20g、白花蛇舌草 30～60g、白木耳 15～20g、生甘草 6～10g。以本方为主，随症加减，久服有效。

20. 对化疗后的重证肺癌患者，可在应证药物中加入骨碎补 15g、黄精 20～30g，临床证实二药对防治化疗后骨髓抑制有良效。

21. 食道癌初中期配合汤剂治疗可用民间效方收效，方由紫金锭 10 管、壁虎 20 条、三七粉 20g，共为细粉，每次 2g，日 2～3 次。

22. 食道癌外用方：硼砂、卤砂、青黛、沉香、冰片。其中硼砂与卤砂能软化癌肿，使癌肿退缩，食道、贲门口径增宽，缓解梗阻状态，青黛可清热解毒散瘀，有直接抗癌作用，与沉香、冰片合用，可抗癌、缓解食道、贲门梗阻。

23. 胃癌前期（肠化生）方：百合 20g、天冬 20g、山慈姑 12g、莪术 20g、公英 15g、白花蛇舌草 30g、半枝莲 12g。临床应用效果佳，剂量仅为参考，可根据病情调整。

24. 肿瘤病人培元三药：上等红参 3g 以补气，地龙 10g 以活血护肾，白花蛇舌草 30g 以培元抗肿瘤，三药合用，其功甚妙。

25. 腱鞘囊肿属中医痰核流注范畴，乃痰湿之邪流注聚积皮里膜外所至。邢台市人民医院已故老中医葛修礼用二陈汤加白芥子、连翘治之收奇效。处方中二陈汤燥湿化痰，白芥子祛痰通络对皮下积块有殊功，连翘可通行十二经，可解痰热之郁，消散肿物结聚。

26. 赵振兴老中医经验：山甲珠、皂刺各 2～3g，二药少用可散肿毒于无形，若重用常可致肿块溃破，影响效果。

27. 已故山西名医刘绍武治肿瘤方——肿瘤攻坚汤，药用：炒王不留行、夏枯草、牡蛎各 30g 以上，有缩小肿块，消除病灶之殊功。顽固肿瘤可配服鸡甲散（鸡内金 30g、炮山甲 30g、鳖甲 30g）共为细末，每服 3～5g，日 3 次，以增强攻坚散结之力。

十二、方、药部

1. 方剂中凡用麻黄者，头煎药煮沸后需去沫，以免服药后出现心烦、心慌或血压升高，也可在方中加蝉衣 15g，二法均可消除此弊，屡用屡验。若忘记去上沫，服后出现心烦、心慌等症，则可用栀子泡水饮服，可解。

2. 柴胡疏肝必配白芍，柴胡退热必配黄芩。舌上苔白腻者为用柴胡应用之指征，临证可参考。

3. 小柴胡汤为最常用经方之一，临证应用广泛，为医家所珍重。其应用以"调达气机升降、平衡阴阳"为要，以"柴胡证"为治热病之据，以"症状相近、休作有时"为杂病用药之特征。方中药味可合病而用，可随症化裁，亦可与专病专方、专症专药合而用之，则得心应手，运用自如。（赵振兴老中医语）

4. 常用方剂补中益气汤和归脾汤，二方归为补气方。补中益气汤偏治阳虚，升阳补陷，其主证为少腹下坠；归脾汤偏养阴血，其主证为惊悸、失眠。只要抓住两方主证特点，用之则效若桴鼓。

5. 临证在应用血府逐瘀汤时，请留意以下几种情况：一是病程长，症状错杂，常规治疗疗效不明显；二是一切怪病，患者诉说症状复杂，经多方医治不效；三是患者精神状态尚好，无憔悴之态，舌下络脉青紫怒张者，所述三种情况均可视为血府逐瘀汤的选择要点。

6. 熟地不仅能补肾大滋肾水，用之得当还有化痰之功。清代医家王孟英说："脉细痰咸，阴虚水泛，非此不为功。"王氏深刻揭示了熟地化痰之机理，语甚精辟。细悟其理可知，盖阴血亏虚，血管不充盈，是以脉细，而咸为水味，肾脏属水，故痰咸为肾虚水泛之明征，此时用熟地治痰，乃治痰之本。临证凡是经血亏虚、肾失气化之职水泛为痰诸症，大胆使用熟地无妨，不治痰而痰自消。教科书上云："熟地腻膈"，此为医理不明之论不可拘泥。脾胃虚弱，熟地忌用；凡心肝肺肾阴虚，熟地均可重用之，非但不腻膈反有健胃进食之妙。赵振兴老中医曾治一高血压危象患者，舌苔厚腻，不欲进食，唯取脉细尺脉不足，喉中有咸味，取引火汤试服之（熟地用60g），服药3剂，腻苔剥脱，食纳增，血压也开始下降，后调理数周病愈。可见熟地一药确系良药。

7. 皂角即本草记载之皂荚，味辛咸温，有小毒，具祛风痰湿毒之功，常用量为3~6g。赵桐先生著《本草经述义》谓其"内涤寒结，刮人肠胃，逐顽痰，破饮囊，痰血坚瘕，凡有寒者皆能已之。治风痹死肌，通行关节，头风泪出，咽喉痹塞，风癫疥癣，皆金破辛散，咸软火发，搜风散寒之效也。"临证取其散结祛风痰通经络之功，与大贝、石韦相伍可散结聚，通利小便，对前列腺肥大所致尿细、尿频有良效；与生白术、炒榔片相伍可通大便；与夏枯草、白芷相伍可治乳癖；与薏米、半枝莲、山慈姑相伍可治肺癌。赵桐先生著《金匮述义》，他在讲述金匮皂荚丸时有一段论述，对我们临床正确使用大皂荚丸时有重要的参考价值，现摘录于此。（金匮原文：咳逆上气，时时吐浊，但坐不得眠，皂荚丸主之。）此痰塞然也，咳逆上气，是痰胶肺脏，阻隔呼吸也，时时吐浊，痰寻出路也。但坐不眠，痰塞之甚也。皂荚宣痰涤垢，驱风理痹，丸以缓消，枣以缓窜，是为良方，而实偏于悍热，病人久服腹痛，刮人肠胃故也，兼下寸白虫数团，杀虫故也，举凡胸胃腹肠之积，皆能已之。皂荚丸方：皂荚八两，刮去皮，用酥炙，上一味，末之，米丸梧子大，以枣膏和汤服3丸，日夜1服。赵桐曰：皂角丸是利肺消风涤垢理痹，偏于温散。此药今人少用，古人应用本药多入丸剂或做散剂，也入煎剂。此药疗效独特，非他药可比，宜多实践总结，以广用其能也。

8. 龙胆草，《医学入门》载其"若空腹饵之，令人溺不禁"。临证可见其有良好的利尿之功。中医认为龙胆草性沉而降，有直达下焦之力，有善清下焦湿热之功。

9. 《本草图经》认为青风藤"可祛风"，《本草纲目》有"青风藤治风湿流注，历节鹤膝，损伤疮肿"的记载。该药有祛风湿、通经络、利小便之功，民间本品多用于风湿病的治疗，临床研究发现青风藤主要成分为青风藤碱，具有镇痛、抗炎、镇静、消肿、利尿、降压、抗组织胺释放、免疫抑制及免疫调节等多种作用。青风藤与蝉衣相伍，对过敏性紫癜致肾损伤，有较好疗效。

10. 临证观察黄连用1～3g有健胃之功，与等量苏叶合用善治干呕；治疗心律失常黄连用量为9～12g；重用20～30g对糖尿病人有降糖作用。

11. 小茴香有通阳化气和降胃气之功。临证凡见舌根苔腻厚者，均可在应证方药中加入本品3～6g，均能收效。

12. 老年人慢支咳喘应证方中加入佛手，有增饮食缓解咳喘的佳效。高血压病人在应证方药中加入行气之佛手，降压效果显著；低血压病人在辨证基础上取佛手、枳壳相伍可调节血压，有左右逢源之妙用。故临证用药须熟知药性，方可取其长而尽其用，以克疾制胜，临证信手拈来，点石成金，才算深谙其道也。

13. 仙鹤草一药，经长期临床应用证实是一味具有滋补作用的止血药物。现代药理研究表明，该药有抗凝、抗血栓形成等功能。临证选用时须知：本药 15g 以内止血效佳；30～60g 能扩张血管，缓解椎动脉痉挛，改善毛细血管通透性，调节植物神经功能，并有消炎抗菌的作用；内耳眩晕，仙鹤草 60g 煎服可收到利水平眩之殊功，屡用屡验，未发现不良反应。单用或加入辨证方药均有效。

14. 香苏散出自《太平惠民和剂局方》，由香附、紫苏、陈皮、炙甘草组成，有芳香辟秽、理气解表之功。全方药性平和，略显温性，对风寒感冒兼有气滞者有良效。同时本方有理气和胃，通调全身气机，畅达血脉之功。本方若结合辨证灵活运用，对四时感冒、心身疾病、消化系统疾病、梅核气、妇科杂病等均有明显疗效，药味不多，确值得玩味。

15. 医家均知肉桂有引火归元之功，不知肉桂非散剂冲服不效，若用煎剂常使症状加重，是因升火之故，临证可用巴戟天、肉苁蓉代之。巴戟天可温肾阳，暖冲任，引火归元，无动火伤阴之弊，凡需用肉桂之处均可以巴戟天代之。凡用附子、肉桂处可用仙茅、仙灵脾代之。

16. 桃仁偏重于化散固定有形的瘀血，红花偏重于化散全身的无形之血瘀。临证时可参考。

17. 高血脂病用五药：何首乌 20g、草决明 15g、丹参 15g、生山楂 10g、泽泻 6g，水煎当茶饮用，久服有效。中医认为高脂血症与肝肾阴虚，瘀血阻滞和痰湿内阻关系密切，诸药相伍可滋肝肾化瘀血，降湿浊而收效。

18. 男子不育三药：黄精、何首乌、枸杞，三药补益肝肾，生精种子，加入应证方药中有效。

19. 女贞子、白芍、熟地养血填精，有柔肝平肝之效，加菟丝子、巴戟天可改善女性内分泌功能，有调理冲任之殊功。

20. 临床遣方用药若在方药中配伍调和脾胃之砂仁，温通阳气之桂枝，则可减轻脾胃负担，改善脾胃运化功能，提高治疗效果。

21. 临床服用马钱子制剂，一定要遵循规定量服用，不可随意加量。若需常服久服，可配合银花 10g、甘草 6g、肉桂 2g，煎水代茶饮用，可解马钱子之毒。

22. 虎杖一药富含白藜芦醇，有改善微循环的作用，临床应用发现其对血象有双重调节作用，血象高者能降，血象低者能升。虎杖与升麻相伍，能刺激骨髓造血；与升麻、鸡血藤合用，可升高血细胞；与生地、鸡血藤合用，可降血沉；与银花、公英、白花蛇舌草相伍，可降低白细胞增加免疫力，可收抗炎之功；与垂盆草、白花蛇舌草合用，可清肝排毒，对疫毒入肝有良效。临床已证实，虎杖与鸡血藤相伍，可升高白细胞；虎杖与生地、鸡血藤相伍，可升高血小板；虎杖与鸡血藤、阿胶珠、枸杞合用，可升红细胞。

23. 鬼箭羽又名卫矛，为临床不常用之品种，有时药房不备，临床用之确实有效。本品既能破瘀散结，又可活血消肿，通痹定痛。本药常用量为 15～30g，可治疗因瘀血阻络所致的各种疑难杂病，均有效验。临证实践其专散顽固性瘀血，有良好的活血化瘀作用，五脏顽证可选用。

24. 瘀血在上必用川芎，瘀血在下必选牛膝，瘀血在心可选郁金，瘀血在肝可择泽兰。

25. 乌梅有养血柔肝，安神荣筋，舒筋通络，止痛之功。临床凡见夜寐肢体烦痛、麻木肿胀者，可用芍药甘草汤加木瓜、乌梅治之，有良效；与元胡、柏子仁合用，可治不寐。

26. 凡心肝血虚、情志不遂所致不寐者，可用酸枣仁汤加橘叶、夜交藤、合欢皮、防风治之，常收意想不到的疗效。本方可调养畅达肝气，又可改善睡眠质量，其中防风有疏调安神之功。

27. 危重痢疾奇方，源于古籍，临证用之屡收效验，人称"救绝神剂"。处方：当归 60g、炒白芍 60g、枳壳 9g、炒榔片 9g、甘草 9g、滑石 9g、炒卜子 10g、木香 3g、薤白 15g，水煎服，日 1 剂。此方用药并不奇，但各药配伍的用量，别具一格，可细细玩味。

28. 逍遥散为妇科效方，用之内科杂病亦有佳效。现代临床研究证实，逍遥散有明显的保护肝胆的作用，亦有显著的镇静与解痉作用，并有促进消化，调节子宫功能以及补血、健胃等多种功能。俗话常说，"人不逍遥，药逍遥，服了逍遥人逍遥"。逍遥丸与夜交藤预知子汤可使人愉悦。

29. 临证用四逆散（柴胡、枳实、白芍、甘草），可据证调整用量，若有胁肋部胀满不适，柴胡重用；若见胃胀腹胀、便干，枳实重用；若见胃痛腹痛、小腿抽筋者，白芍重用；若见烦躁急迫症者，甘草重用，常收良效。

30. 四物汤为补血、养血的著名方剂，被誉为妇科第一方。《蒲辅周医疗经验》谓："此方为一切血病通用之方，凡血瘀者俱改白芍为赤芍，血热者，改熟地为生地。川芎量宜小，大约为当归之半，地黄为当归的两倍。"

31. 鸡血藤一药，现代研究有镇静、催眠双向调节免疫功能，对血虚、血不养心之失眠有效。

32. 湿热证在应证药物中加入炙杷叶宣肃肺气，可促使湿热速退，因肺主气，气化则湿热亦升，故用之甚妙。

33. 老年人夜尿多，或小便急迫，或小便失禁，可用下方：黄芪 20g、党参 10g、芡实 10g、五味子 20g、金樱子 10g、覆盆子 10g、桑螵蛸 10g、山药 15g、内金 10g、白果 6g、龙骨 15g。

34. 肩周炎方：黄芪 20g、防风 6g、赤芍 9g、当归 10g、川芎 10g、白芍 20g、姜黄 6g、羌活 9g、桂枝 6g、丹参 15g、没药 10g。

35. 羌活善行气分，入络通经，有温络通脉而畅达胸中气机，活血止痛的作用，可用于冠心病心绞痛的治疗。

36. 带状疱疹方：全瓜蒌 30g、红花 15g、生甘草 10g、柴胡 6g、赤芍 10g、板蓝根 30g、大青叶 6g、生大黄 5g。水煎服。

37. 归脾汤临证主要指征：动则两乳间汗出者，取其益气补血、健脾养心之功。

38. 临床上有一些药物，具有消除和缓解患者某种自觉症状者，或消除某些体征的特殊功效。如一味仙鹤草 60g 可治内耳眩晕；荜澄茄善止胃脘痛；蒲黄对舌痛有奇效。这种对症用药我们一定要重视。蒲黄治舌痛，因其性寒，有清气凉血之功，故可治心脾之火并于舌所致的舌肿舌痛，瘀血留滞心脉之舌痛亦效；舌衄可用槐花，炒后研末搽之。因槐花能疗血中之热，故效。

39. 丹参、赤芍药、炒王不留、泽兰、桃仁、川牛膝诸药合用，有活血通络、消散瘀血、祛瘀生新，还有利湿消肿之功。该方对妇人盆腔瘀血诸症，男子前列腺增生有佳效。

40. 临床寻常治法有：气虚四君子，血虚四物汤，肾虚有火六味地黄汤，肾虚无火用金匮肾气丸，肺虚生脉散，心虚归脾汤，脾虚补中益气汤，肝郁逍遥散。

41. 临床凡见失眠、恐惧、头痛、烦躁之症，均可在辨证论治的基础上选用知母、鬼针草、虎杖，有良效。

42. 土茯苓味甘、淡，性平，入肝胃经，有解湿毒，排脓化浊之功。药理证实，本品有抑制腺体分泌的作用。鼻炎病人涕多黏稠者，可用本品 30g；涕黄量多可加瓜蒌皮、冬瓜仁、花粉。肝肾阴虚者忌用土茯苓，服用土茯苓忌茶，饮茶则会致头发脱落。

43. 益母草，现代药理研究证实有抗过敏之功。因外感咳嗽中也有过敏因素存在，根据西药抗感冒药中加抗过敏药之理，故外感咳嗽加入益母草镇咳，确有良效，小儿尤良，临证可参。

44. 鹿茸具有补肾阳，益精血，强筋健骨，调冲任之功。《本草经疏》云："肾虚有火者不宜用，以其偏于补阳也。"前贤曹炳章《鹿茸通考》说："服食不善，往往发生吐血、衄血、目赤、头晕、中风昏厥等症。"古人论述符合临床实际，切记：肾病出现尿毒症者切忌应用鹿茸，以免出现不测。

45. 丹栀逍遥散出自《内科摘要》有疏肝、清热、解郁之功。常用量为：丹皮10g、山栀子10g、当归10g、白芍12g、柴胡15g、茯苓15g、白术10g、炙甘草6g、煨姜3g、薄荷3g。对于本方的应用，刘渡舟老中医认为：凡具有心烦起急，眠差，舌尖红，脉沉弦者，无论其为何病，皆用本方施治，疗效颇佳。临证每见心脏病患者百治无效者，据此脉证施用此方而获良效。刘老说："逍遥散是一张气血两和的方子，临床当视气病、血病孰轻孰重，用药则随之有所侧重，偏重血分为病者，当归、白芍重用，气分病重者则少用此二味，更加枳壳、木香或香附、郁金等理气药。"经验之谈，宜细细玩味之。

46. 徐长卿有镇静、镇痛之功，与陈皮同用既可调气又可镇静，善治胃脘痛。为常人不识之秘。

47. 黄芩、夏枯草、炒山楂、菊花相配，平抑肝阳，活血化瘀，调畅血气，有降血压之殊功。

48. 水蛭气味腥臭服之易作恶，可配伍小剂量肉桂，既芳香制秽，亦以其温中之性中和水蛭的咸寒之弊。

49. 桑叶配小剂量麻黄煎水代茶饮，可治急性眼结膜充血。

50. 丹参减肥茶（缩腹五药）：丹参10g、赤芍10g、生首乌10g、陈皮5g、玫瑰花3g（荷叶5g）。

51. 人参、黄芪、白术、炙甘草均可补气，但用后易产生胀满，纠偏之法：服用人参者，加莱菔子以消之；服黄芪者，加陈皮以消之；服白术者，加枳实以消之；服炙甘草者，加肉桂以消之。

52. 甘麦大枣汤能养心安神，善治心中烦乱，夜寝不安以及言语失常。加元胡、柏子仁、当归、松节，对肢节烦痛、夜间辗转不寐者，有奇效。

53. 墓头回一药清热止血，止中有行，为血证之妙品，凡内出血、妇人崩漏等，用之有起死回生之效，惜很多医者因其易得价廉、气腥味苦多弃之不用。此有如"镆铘"之不遇知者，而血魔不惧也。

54. 青岛蔡化理氏在用中药治疗"传染性单核细胞增多证"时，观察到患者异型细胞的减少与夏枯草、连翘有关，若从配方中减去此二药，则异型淋巴细胞减少缓慢。处方：大青叶30g、蚤休12g、夏枯草30g、连翘12g、元参12g、丹参20g、桔梗9g、甘草9g。水煎服，1~3岁每日1/3~1/2剂，3~6岁每日1/2~2/3剂，6~9岁每日1/2~1剂，9岁以上每日1剂，临证时可参考。

55. 逍遥散（柴胡、当归、白芍、茯苓、白术、甘草、薄荷）是一首千百年来临床运用行之有效的治疗肝郁的名方。细观全方思路清晰，配伍精妙，首先是肝脾同等用药，其次也是耐人寻味的，治肝郁的代表方却仅用柴胡一味疏肝行气药，究其原因一则肝郁首先影响肝藏血，而行气药多香燥耗血；二则肝郁容易化火，而行气药容易香燥化火。由此可见，行气香燥药于肝郁不利。逍遥散不但不用行气药，反而用当归配白芍来养肝血，这就是该方组方的绝妙之处。（王绵之语）

56. 四川简裕光先生用柴胡、龙胆草、牡蛎治口苦，其效独特，验之多效，单用或加入应证药物中均效，方药取柴胡升、龙胆草降、牡蛎滋水涵木，使肝胆自得其养而收效，经验可贵。

57. 辽宁老中医李玉奇教授炮制水蛭法可参考，用滑石粉炒烫后加水蛭炒泡即可，称为制水蛭。研粉冲服或入煎剂，常用量3～10g，疗效好。

58. 名老中医许玉山先生的痔疮外用方：银花15g、槐花15g、朴硝（元明粉）9g（单包不入煎）、栀子9g、黄连6g、生甘草9g，水煎两次，取汁2000毫升加元明粉，趁热熏洗，若冷再温之，下次同法，1日熏洗数次，1剂药可用2～3日，1周用药3剂即可，效果可靠。

59. 黄芪壅滞，加陈皮可解，此乃金元时期医家李东垣临证经验。岳美中老中医早年在唐山行医时，遇一医界友人治一病患，服大剂量黄芪后腹满欲死，用甘草、绿豆、木香、厚朴等诸解毒、理气、除满之药，胀满如故。病家及家属束手无策，笔者告知用陈皮可解，用后果验。临证凡肺心病患者，有气阴两虚兼肺部感染者，黄芪多不受用，其中道理有待进一步研究。

60. 岳美中老中医经验：半夏白术天麻汤，此方不单纯是治疗太阴痰气上逆之方，它更是一首调节人体机能的重要方剂，尤其是对调整血压忽高忽低者有效。对由于胃肠虚弱头痛、体倦之高血压也有效，此方之所以具有双向调节作用，是因为它能增强生理机能使气血充盈，恢复机体自身调节的作用。这种方剂，实胜于抑制高血压的药物，但其只宜施于虚性高血压，若肝阳上亢，偏于实证者不宜用。

61. 临床上可用温潜法治疗虚阳上越，常收佳效。赵振兴老中医不用附、桂之雄伟者，也不用龙牡之镇潜者，而是从稳妥入手，坚持用麻黄之温，用量1～3g，取其温运阳气，兴奋机能，扩张全身末梢血管使血液四布肢末，减少血液回流于心脏，减轻心脏之压力；用中量（6～9g）麻黄根敛肺气、调治节，麻黄和麻黄根相伍开阖有度，血脉得调；重用熟地（30～

40g）大滋肾水，以涵肝木，真水得滋，虚阳自降也。此温潜之轻法可广泛用于顽固性高血压、类风湿、颈椎病等见虚阳上越者有良效。虚阳外越可见口鼻干、腰骶部酸楚不适，咽干夜甚，夜寐不安，脉可见左寸关脉浮数而大，左尺脉沉，临证时宜细细揣摸，方可有得。

62. 赵振兴老中医经验：临床对急性疼痛可选生甘草、生白芍组方；慢性疼痛可用炙甘草、炒白芍组方；胃肠病多用炙甘草，意在调脾；肝胆病多用生甘草，意在泻火；甘草用量10～30g为好，与等量云苓可减轻蓄水之副作用。为防甘草助满也可加苏梗、枳壳，可缓之。

63. 赵振兴老中医经验：熟地一药，方书中常谓其腻膈，而应用时畏首畏尾，张景岳善用熟地闻名，尝谓熟地有益肠胃之功，当时医林多加非议。赵老临证30多年，喜用熟地，在实践中深切体会到，张景岳用熟地之经验珍矣。其熟地之应用真乃医心别具，绝对不是出于臆度。临证治疗高血压、痢疾、咳喘、燥证等，凡该用熟地的病人，常放胆用之，少则20g，多则90g，虽胃纳呆滞也不避，服药后常收症减，纳谷转香之效。从实践中悟出道理，即熟地大滋肾水，心肺肝肾阴虚，非熟地不能滋；脾胃阴虚不可用，服则腻膈碍运；纳食呆滞若因心肺肝肾阴虚所致者，进食熟地确实可收健脾进食之殊功。所以说医生临证选方用药，一定要以疗效为标准，实践中可增见识，对古人之说要在实践中取舍。

64. 赵振兴老中医经验：小柴胡汤特异诊断应用依据为项筋拘急疼痛（即胸锁乳突肌触痛明显）即可用之。临证如果见症状相近，休作有时者，可用小柴胡汤加减治之。

65. 赵振兴老中医经验：夜间口干，手足心热，属阴虚燥热者，可用熟地、乌梅、枸杞、夏枯草四药治效果十分可靠。其中熟地可补五脏之真阴，激发人体机能；夏枯草善清厥阴经郁热；乌梅、枸杞一酸一甘，酸甘化阴。

第四章　部位引经药

一、头、颈项、颜面部位引经药

1. 藁本，可引药入巅顶。性味辛温，散风寒湿邪，疗头脑风痛，尤其善治巅顶痛。

2. 苍耳子善通脑顶，疗头风、通鼻窍。

3. 细辛入肾经，治疗后枕部头痛可选用。

4. 神经性头痛用白虎汤合桂枝汤治疗效果良好。

5. 偏头痛治疗，西安医大二附院杨世兴认为需分左右，自拟"左芎右白散"，左侧痛用白芷9g、川芎18g；右侧痛用白芷18g、川芎9g。用此方加味，临证多获奇效。

6. 丹皮、赤芍二药相伍有通脑气之凝滞之功。

7. 荆芥治外感寒伤的头痛，荆芥与荆芥穗作用相同，均可治疗风寒、风热之头痛、咽痛。现代已故名医焦树德讲：荆芥穗用于散头部之风邪。再者中成药银翘解毒丸中用荆芥穗，而不用荆芥，亦可见荆芥穗治风热头痛要比荆芥力量强。

8. 荆芥、防风可解头、背、四肢的外感冷烧。

9. 荆芥、防风辛温而不伤脑，桂枝辛温而燥容易伤脑（上火）。咳嗽咽喉痒者用荆芥；咳嗽胸痒者用防风；痰咳难出者用薄荷、牛蒡子。

10. 荆芥、薄荷，清头明目，治头胸四肢之虚邪。（李源注：《黄帝内经》中"虚邪贼风，避之有时"。所谓虚邪即是指在不知不觉中被外感邪气侵袭而患病。）

11. 柴胡、牛蒡子治胸部受寒，解食纳不顺，脉弦者。

12. 柴胡治寒伤少阳经的消化不良。

13. 葛根,主治项背强。

14. 牙受风疼痛用荆芥穗 10g 水煎服治之。

15. 大青叶苦寒,功效清热解毒、凉血,可清降头脑之充血、血热,长于清头面之血热,配合生地凉血、降血热,能起到从头到肾之降血热上冲、血压降下的作用。大青叶 30g 水煎服可治用脑过度头痛,加服杞菊地黄丸早晚各一个更好。(宋俊生老中医经验)

16. 生地味甘寒,入心肝肾经。凉血、滋肾阴,清热凉血、生津、降血压、降血热上冲。

17. 白芷入阳明经,为颜面、额部的引经药、止痛药、引经表散药、祛风解表、消肿排脓、止眉棱骨痛。

18. 蝉蜕、木贼特别走眼部,祛风热、消肿。眼受风亦可用之。

19. 麦粒肿患侧耳尖穴点刺放血效佳。

20. 白附子能引药势上行于面部,治面上百病,头面游风,中风不语等。

21. 巴戟天可疗头面游风,阴虚而相火炽者忌服。

22.《喉科指掌》的六味汤(荆芥、防风、薄荷、桔梗、僵蚕、甘草)是一个喉科解毒的方子。可将方中僵蚕改为牛蒡子其清凉力量可加强。用于咽部发堵之梅核气的治疗效果也很好。

23. 颜面污点病专方:荆芥、白芷、蝉蜕各 10g、忍冬藤 60g、桔梗 15g、薏米 18g、皂针 9g、紫草 12g、连翘 12g、黄芪 12g、当归 30g、甘草 9g,水煎服。第 1 剂服用后,颜面红点或小痈肿发出很多,再服第 2 剂就减少了。原因是服第 1 剂药将毒排出,第 2 剂药是将毒排落一部分,第 3 剂药就大大减少了,一般服药 3 剂即可解除。(宋俊生老中医经验)

24. 柴胡配葛根治疗腮腺炎,有退热消肿之功。

25. 治疗流感和腮腺炎在应证方药中加入升麻 10～30g、甘草 10g 可使疗效明显提高。

26. 芦根甘寒、性善升，清热生津，古方治"大头瘟"（痄腮、腮腺炎）常用其为引经药，故临床腮部病变可加入。

27. 治牙痛用元参、生地为主药，上牙痛属胃经加生石膏；下牙痛属大肠经加大黄；肿痛为风火相煽，加荆芥、薄荷、菊花。

28. 辛夷可入脑透窍，能引药直达巅顶。

29. 川芎可引药达头之两侧。

30. 头皮痛、梳发时亦剧痛者，此乃阳经气血壅滞，可用元胡 10g、红花 6g 效佳。

31. 生南星蘸醋磨汁，涂于斑秃上，干落即换，一般半月可生新发。

32. 蝉衣、磁石、射干、前胡治耳鸣时必用，结合辨证，常收良效。石菖蒲与苍耳子合用有通耳窍之功，可治疗耳聋、耳鸣。

33. 川椒目，椒之核也。椒性善下，而核尤能利水，眼科可以此药为引。

二、胸胁部位引经药

1. 两胁痛，枳实、枳壳同用，一走左，一走右，效果好。

2. 柴胡、牛蒡子能解除胸中寒邪。

3. 红花、瓜蒌、甘草同用可治胁痛。

4. 瓜蒌、丝瓜络、鹿角霜能通胸中之络。

5. 丹参、白芥子、木香合用治疗胸痛效果理想。

6. 青皮、枳壳、白芥子同用治右胁痛；青皮、厚朴同用治左胁痛。

7. 暴怒伤肝所致的胁痛，用柴胡 6g、白芍 9g、三棱 5g、莪术 5g 效佳。

8. 钩藤可治疗胁痛（特别是两胁痛），但须后下，用量 20～30g。

9. 桑叶、钩藤可治疗胁痛偏前者；姜黄、郁金可疗胁痛偏后者。

10. 升麻浓煎湿敷，可治疗带状疱疹，疗效较好。

11. 止嗽散加党参治疗外邪已解，喉中发痒，咳嗽不止，效佳。

12. 咳嗽痰咸或喉中发咸者，用金水六君煎有殊效。其应用指征有二：一是咳嗽日久；二是喉中发咸或咳痰味咸。

13. 咳则遗尿加益智仁；咳则遗屎则加诃子。

14. 百部为治肺结核之专药，疗效较好，用量 15～20g。

15. 咳嗽喉中有水鸣声者用射干效佳。

16. 知母性沉降，可治夜咳、剧咳效佳。

17. 旋覆花、紫苑宣肺气、助肃降之令，抑左升而顺右降。

18. 益智仁 24 枚入盐同煎治疗心气不足的多睡、小便多者，有奇验。

19. 乳头痛可用合欢皮、佛手治之。

20. 橘叶性平和，既可疏肝理气又可消肿散结，善治各种胁痛及妇人乳房胀痛。

21.《医学心悟》治胁痛，重视气机升降，左胁用枳壳，右胁用郁金。

三、腰背部位引经药

1. 羌活解背部之风湿寒、背沉拘紧之寒，专治背沉寒。又入足少阴肾经，升而能沉，有升发督脉阳气之殊功。

2. 木瓜、怀牛膝为股部引经药，可治疗大腿根痛。

3. 甘草梢为泌尿系引经药，可引诸药至前后阴。

4. 金毛狗脊治风湿性腰酸、腰痛，可引药走督脉。

5. 独活治腰受风寒。

6. 豨莶草治胯部寒伤，亦为治臀部、坐骨神经风寒痛的唯一可靠良药。

7. 千年健治股部位的湿寒，强健筋骨，亦祛腿寒，长气力。

8. 独活、羌活治腰、背风湿痛。

9. 石南藤善行背部，可医肌肉萎缩。

10. 姜黄、防风可引药达背部；杜仲、川断可达腰背部。

11. 川断、牛膝、乳香、没药治疗尾椎骨痛。

12. 川木通、姜黄、海桐皮可治颈肩不适。

13. 枸杞蒸煮嚼服可缓解肩背痛。

14. 天麻、杜仲相伍，可治颈背不舒，天麻与葛根相伍，可治疗项强目眩。

15. 白术、白芍、鸡血藤可治疗背痛。

16. 干姜、姜黄、乌药合用可治疗肩关节疼。

17. 乌药、老鹳草、姜黄配伍可治疗肩、胯关节疼痛。

18. 老鹳草、海桐皮、姜黄、羌活合用结合辨证可治疗肩周炎。

19. 腰胯隐痛可用白术、苍术。

四、皮毛、四肢部位引经药

1. 桂枝能横行手臂，上行活血而通脑髓。善达四肢末梢。

2. 荆芥、防风通于手部，祛风止疼、麻、胀。

3. 川牛膝、木瓜可引药走腿。

4. 麻黄发汗利尿，善走皮肤、头、背、腰、四肢。

5. 红花破瘀活血，与祛风药合用，通经活络，可使其痛点拘紧得开。

6. 丝瓜络可消骨节间的湿气。

7. 穿山甲、自然铜、骨碎补可入骨膜，促使骨生长。

8. 浮萍可引药入肌肉，蝉蜕可引药达皮肤，二者可做皮肤病的引经药。蝉蜕对荨麻疹、血管神经性水肿疗效较好，可缓解血管痉挛，但用量要大，一般不低于20g。

9. 佛手可引药入手。手麻木可选用鸡血藤、木瓜、桂枝、佛手；手臂麻可用佛手配姜黄、桂枝、葛根。

10. 钩藤能解除痉挛，对手颤有良好的治疗作用。

11. 冬瓜皮一药可引诸药直达皮肤，临证对湿疹、皮肤水肿等皮肤湿性疾患效佳。

12. 左属血，右属气，血虚木重，气虚麻重。左侧麻木血与痰，右侧麻木气与湿。左侧肢体麻木，可用桃红四物合二陈汤加钩藤、竹沥、姜汁治之；右侧麻木，用六君子汤加竹沥、姜汁治之。何首乌治疗四肢麻木有效。

13. 补骨脂10～15g加入应证方药中可以治足跟痛。

14. 杜仲能治脚肿酸痛不欲践地。

15. 浮萍配合荆芥、防风治全身浮肿性风湿痛。

16. 临床验证治疗硬皮病、皮损的有效药物有：僵蚕、鸡血藤、红花、桃仁、三棱、莪术、丹参、夏枯草、露蜂房等。

17. 益母草为抗过敏治疗荨麻疹的良药。

18. 桑枝、地龙配伍可治疗指端麻木。

19. 天仙藤理气通络，善行上肢。

20. 牛膝、锁阳、熟地可健步增气力，可用治双足无力。

21. 泽兰、泽泻活血利水，关节积液久而不除者可用，用后可使积液不再发生。

22. 引药达上肢：桑枝、桂枝；达左上肢：桂枝；达右上肢：桑枝。

23. 治颤抖可用钩藤、蝉蜕、珍珠母、羚羊角，此四药研粉，用于应证汤剂中冲服，效佳。

24. 临床治疗痹证时注意引经药的选用，因为某些药物对机体某部位确有选择性作用，在组方时加入这些药物确可提高疗效。如：颈肩痛加姜黄、葛根、威灵仙；上肢加桂枝、防风、佛手；腰背部加杜仲、狗脊、鹿含草；下肢加牛膝、丝瓜络、木瓜等，临证时可参考。另外，热痹可选地龙；寒痹可选乌蛇；痛痹可选土元、蜈蚣。

25. 清风藤可引药至膝，祛除膝部之风湿寒。

26. 地风可引药至脚，祛除膝以下至脚部之风湿寒。

五、内脏、腹部引经药

1. 上腹胀用陈皮，下腹胀用青皮。

2. 柴胡、威灵仙、麦芽开胃祛寒由里达外。

3. 桂圆肉专入心脾，补益心脾气血。

4. 远志能通肾气上达于心。

5. 治疗心脏瓣膜病变，久服天王补心丹、柏子养心丸可获效。

6. 射干最能引热至大肠。

7. 槐花：苦微寒，入肝、大肠经。凉血止血，唯一善治下部出血。用于便血、痔血、崩漏等症，且善治红痢。

8. 胃溃疡方：海螵蛸 30g、白及 24g、忍冬藤 10g、白芍 10g、刘寄奴或藕节 10g、甘草 6g，水煎服。

9. 胃溃疡散：海螵蛸、白及、忍冬藤末混匀，取适量冲服。

10. 大剂量忍冬藤可以治疗阑尾炎。

11. 用风药过量可导致心悸，佐远志、五味子、朱砂或白芍心悸可除。

12. 可使心率减慢的药物：红花、川芎、刘寄奴、莪术、丹参、苏木。

13. 生脉饮合麻附细辛汤对脉缓有良效。

14. 沙参可清肺热，重用30g以上，与牛蒡子、荆芥相伍可通达肺络、解除胸闷。

15. 生麦芽可化瘀开胃。

16. 橘核、荔枝核辛温入肝经，其性下行可入睾丸，能改善膀胱气化。

17. 胸脘痞闷当行气宽中，可选用白豆蔻、砂仁之类；腹中胀满当行气泄满，可选厚朴、槟榔之属；少腹作胀则宣泄厥阴之气，可用柴胡、乌药之类治之。

18. 白术配白扁豆可治疗肠鸣便稀。

19. 小茴香、艾叶可引药达少腹部。

20. 木香、砂仁引药达胸腹部。

21. 半夏可引药入胃。

22. 桑白皮可引药入肺。

23. 柴胡、香附、当归可引药入肝。

24. 丹参、黄连、菖蒲可引药入心。

25. 苍术可引药入脾。

26. 腹部怕冷，可用薤白以通阳，阳气通畅腹冷可除。

27. 木香、砂仁、蝉蜕相伍可缓解幽门痉挛，可能有解除括约肌挛缩的功能。

28. 木香、元胡、夏枯草可用于肠系膜淋巴结肿胀引起的腹痛。

29. 木香、元胡、白芍相伍对胃肠道痉挛痛有良效。

30. 有人研究发现，败酱草一药进入机体后，其浓度最高的部位是直肠周围。中医理论认为本药善清大肠湿热，善行盆腔低洼之域，少腹之处湿热内蕴诸症均可选用之，临证对妇科盆腔炎、结肠、直肠等部位的病症可选用，可作为这些部位之引经药。另外，败酱草尚有抗郁调情志之力，还有清湿热治胃酸之效，以上论述已为临证所验，可参。

31. 柴胡与赤芍相伍可作为睾丸肿痛、阳痿、前列腺疾病之引经药，取其疏肝活血，畅达宗筋之功，常收效。

32. 独活1～3g可作为胞宫之引经药。治肾脏病可用小量剂贯众3g为引，临证可参。

33. 益母草又称坤草，为妇科要药。本药善清郁热、化瘀血，重用30g可化瘀行水，同时用此药可引药到子门，为妇科病重要引经药，可助药直达病所。

34. 石菖蒲能豁痰开窍，可引药直达精室，对慢性前列腺炎尿道滴白有良效。

35. 在对证方药中，重用葫芦巴一药可医治阳虚寒凝之当脐腹痛。

36. 岳美中认为：白前可搜出小支气管之痰；前胡可搜出大支气管之痰。故无论寒热之咳痰，二药均可相伍为用，临证可用于多种咳痰病症。

六、十二经脉部位引经药

1. 藿香可散脾经伏热。

2. 威灵仙通行十二经，解胃肠之寒邪，破积滞与癥瘕，祛风湿、通络止痛，尤其对寒伤腹痛效果显著。可引药入骨对增生性脊柱炎效佳。且本品善走不守，与通草相伍，其用量威灵仙10～15g、通草3～6g为宜。能宣通经脉，能使九窍通利，临证凡见窍道之疾，均可选用之。

3. 连翘可清十二经伏热。

4. 龟板走任脉，鹿角走督脉，一阴一阳。

5. 鹿角霜、补骨脂、肉桂可温奇经之阳。

6. 紫石英为调补奇经之要药，温肾入血，暖而不燥，可鼓舞肾气。

7. 鹿含草能补任督精血，为通补督脉之要药。

8. 鹿角和白薇相伍可治疗无名发热，一通督脉，一通任脉。

9. 沙苑子、川断、杜仲补养肝肾，可调养奇经。

10. 蛇床子解毒燥湿，善走阴部。

11. 白芥子可祛皮里膜外之痰。

12. 香附生用上胸膈，外达皮肤；熟则下走肝肾；炒黑则止血；童便浸炒则入血分；酒浸炒则行经络；醋浸炒则消积聚；姜汁炒则化痰饮；热水炒则入血分而润燥。

13. 虎杖、生山楂化瘀通络，与白花蛇舌草合用有较强的抑制皮脂分泌的作用。

14. 车前子小量（30g 以内）有利尿之功，大剂量（30g 以上）有缩尿、醒脑、开窍之功。

15. 路路通祛风通络，可载药通行十二经。

16. 桂枝能引药至膀胱经。临证体会，凡见前阴之疾，均可在应证方药中稍佐 1～3g，可引药直达病所，提高疗效。

17. 竹茹一药，为平和寻常之品，其性甘微寒，清热止呕，涤痰开郁，能通诸经入百络，有引药达病所之功。

七、杂类部位引经药及专方

1. 白及润补破伤有粘连愈合作用。刘寄奴活血破瘀，生肌长肉，合用促进外伤长肉。

2. 刘寄奴苦温，破血通经止痛，善治跌扑损伤、瘀滞疼痛。

3. 川草薢、忍冬藤、萹蓄治风湿白带多。

4. 治肾炎专方：生白芍 30g、生龟板 24g、藕节 15g、白及 15g、金银花 15g、忍冬藤 10g、车前子 12g（另包），水煎服。（宋俊生老中医经验方）

5. 治白带方：海螵蛸 30g、白蔹 30g、萹蓄 12g、忍冬丁 10g、茜草 15g、车前子 15g（另包煎），水煎服。（宋俊生老中

医经验方)

6. 治结石方：鸡内金10g、滑石5g（或葶苈子5g）、三七5g、穿山甲5g制成散剂，每日服10~30g。可治疗胆、肾等多种结石。

7. 海藻、昆布有溶石作用，可用于泌尿结石。

8. 王不留行、川牛膝相伍有溶石的作用，可用于泌尿系结石。

9. 滑石、海浮石配伍善治尿路结石、尿路感染；治疗前列腺肥大时，可再配伍丹参、王不留行、牛膝以提高疗效。

10. 莪术、琥珀合用化瘀消癥利水，对前列腺肥大之癃闭有良效。

11. 瓦楞子、滑石配伍可治疗尿路结石。

12. 白果配桑螵蛸治疗遗尿效果极佳。

13. 胆道感染可选用：柴胡、黄芩、夏枯草、地丁、大黄、郁金、茵陈。

14. 下颌关节炎可用麻杏薏甘汤治之。

15. 百合、佛手、虎杖、苍术、鬼针草、桃树枝、香橼等可治百邪鬼魅、涕泣不止、精神恍惚、狂乱呼叫等。

16. 补肝阴用一贯煎；补心阴用天王补心丹；补脾阴用益胃汤；补肺阴用麦门冬汤、竹叶石膏汤、清燥救肺汤；补肾阴用六味地黄汤。

17. 桂枝芍药知母汤加虫类药搜剔经络，治疗肩周炎效果良好。

18. 顽咳久治不愈，可选用：麻黄1~3g、白薇9g、沙参15~30g、麦冬10g、仙鹤草15~30g，效果甚佳。

19. 当归之用有三：一是心经本药；二是和血，凡血病必用；三是诸病夜甚必选。

20. 大黄重用可泻血分之毒热，配等量牡蛎可防治泻下太过，可使便溏而不峻泻。

21. 木贼草 30~40g 水煎服，有溶解尿路结石之功。

22. 连翘具有极微之麝香作用，能解毒强心。

23. 六味地黄加苦参可以治疗病理性早搏。

24. 生地、虎杖、鸡血藤、紫草能使血小板上升，为治疗血小板减少性紫斑的有效药组。

25. 柴胡、升麻、桔梗、蔓荆子可引药上行。

26. 牛膝、代赭石、旋覆花可引药下行。

27. 夜半子时发病常用酸枣仁、甘草相伍，效佳。

28. 肾虚，白带清稀，属于精液外泄，可用补骨脂。

29. 太子参、柏子仁、麦冬、五味子药组可治心慌、心悸。

30. 白芍敛阴，妇女闭经不宜用，对月经后期不利，而泽兰、益母草活血调经助孕。

31. 妇女经前期头痛、头胀，不宜服黄芪、升麻、柴胡，因这种头痛多数肝阳旺，服后会加重。

32. 妇女带下，用莲子肉不如芡实，芡实即治带下，又可养任脉、带脉，还可治便溏。

33. 陈皮醒脾行气，对脾虚者不可多用，最多6g即可。

34. 长期慢性出血的病人，如妇女崩漏等，不宜用茯苓，因为茯苓淡渗利下。

35. 白术和山药的用法：病人纳差、口淡，用白术健脾比较好；病人阴伤有热，用甘平的山药较好；促进后天之本，化生血液，白术比山药效果好；止泻、固涩山药比白术好。另外白术还可以利腰脐、提系带脉，从而达到妇科止血的目的。

36. 血竭可剥离粘连组织，可用于子宫内膜异位、盆腔粘连、输卵管粘连等的治疗。

37. 菟丝子、芡实、山药可补任脉，而芡实更是引经药而直达任脉。

38. 丹参、益母草这两味药，妇女经量多时可不用。鸡血藤月经量多又先期可不用。

39. 妇女月经量增多就应该滋阴养脾肾。

40. 石决明平肝潜阳可直接针对眼睛发胀。

41. 肝火煎熬津液成痰，肝火夹痰上扰，可出现头痛如裹，而不是空痛；若单纯是肝火患者就会表现巅顶痛；若夹有浊气，就会有目胀欲脱，喜热水洗。

42. 当归、白芍相配养肝血，白芍配甘草可缓急止痛，又可酸甘化阴，可用来治疗阴道干涩。

42. 盆腔炎若有积脓，舌苔呈豆腐渣样，尤以根部明显；若急性化脓则舌质紫黯，手足心发热；若腹痛明显大便不爽，应该是炎症消退后有盆腔粘连。

43. 桃仁对急性血瘀效果较好。

44. 中医认为右脉候气，左脉候血。

45. 患者心慌是以血虚为主；若胸闷是以血瘀为主。

46. 白术配党参（人参）健脾益气。临证常见患者大便努责不下、腹胀、呃逆频频等症，用参术类配方很多患者出现"上火"等反应，这是参术用量配伍不合理所致。临证此类患者笔者的经验是白术用量一定要大，一般在 40g 以上，党参（人参）用量一定要小，不超过 6g，稍佐小量理气之品。

八、十二经络补泻温凉时辰引经药

1. 心经：午时（11~13 点）
补心经的药：远志、山药、麦冬、枣仁、当归、天竺黄。
泻心经的药：玄参、黄连、木香、贝母。
凉心经的药：竹叶、犀牛角、朱砂、连翘、牛黄。
温心经的药：藿香、石菖蒲。
引入心经用细辛、独活。

2. 肝经：丑时（1~3 点）
补肝经的药：枣仁、薏苡、木瓜、阿胶。

泻肝经的药：柴胡、白芍、青皮、青黛。

温肝经的药：木香、吴茱萸。

走肝经之表的药：胡黄连、龙胆草、车前、甘菊花。

引入肝经用青皮、川芎。

3. 脾经：巳时（9~11点）

补脾经的药：人参、黄芪、扁豆、白术、莲子、山药、白茯苓、芡实、苍术、甘草。

泻脾经的药：枳实、石膏、大黄、青皮。

温脾经的药：官桂、丁香、藿香、附子、良姜、胡椒。

凉脾经的药：滑石、玄明粉。

引入脾经用白芍、升麻。

4. 肺经：寅时（3~5点）

补肺经的药：山药、麦冬、紫菀、乌梅、人参、茯苓、阿胶、百部、五味子、黄芪。

泻肺经的药：紫苏子、防风、泽泻、葶苈、枳壳、桑白皮。

温肺经的药：木香、冬花、生姜、干姜、白蔻仁。

凉肺经的药：黄芩、贝母、人溺、山栀、沙参、玄参、马兜铃、瓜蒌仁、桔梗、天冬。

引入肺经用白芷、升麻、连须葱白。

5. 肾经：酉时（17~19点）

补肾经的药：山药、枸杞、桑螵蛸、龟板、牡蛎、杜仲、锁阳、黑芝麻、山萸肉、苁蓉、巴戟天、龙骨、虎骨、牛膝、五味子、菟丝子、芡实、怀熟地。

泻肾经的药：知母、泽泻。

温肾经的药：肉桂、附子、鹿茸、补骨脂、沉香。

凉肾经的药：知母、黄柏、地骨皮、粉丹皮。

引入肾经用独活、肉桂。

6. **胃经：辰时（7~9点）**

补胃经的药：苍术、白术、半夏、扁豆、黄芪、芡实、莲子肉、百合、山药。

泻胃经的药：枳实、芒硝、大黄、石膏。

温胃经的药：木香、丁香、藿香、益智仁、吴茱萸、良姜、香附、白豆蔻、肉豆蔻、草豆蔻、厚朴、胡椒、生姜、干姜。

凉胃经的药：葛根、条黄芩、滑石、黄连、玄花粉、知母、连翘、石膏、石斛、栀子、升麻、竹茹。

引入胃经用白芷、升麻。

7. **胆经：子时（23~1点）**

补胆经的药：龙胆、木通。

泻胆经的药：柴胡、青皮。

温胆经的药：陈皮、制半夏、生姜、川芎。

凉胆经的药：竹茹、黄连。

引入胆经与肝经同上。

8. **大肠经：卯时（5~7点）**

补大肠经的药：牡蛎、龙骨、桔梗、米壳、诃子皮、山药、肉豆蔻、莲子肉。

泻大肠经的药：大黄、槟榔、枳壳、石斛、芒硝、桃仁、麻子仁、葱白。

温大肠经的药：干姜、肉桂、吴茱萸。

凉大肠经的药：槐花、条黄芩。

引入大肠经用药同胃经。

9. **小肠经：未时（13~15点）**

补小肠经的药：石斛、牡蛎。

泻小肠经的药：木通、紫苏、连须葱白、荔枝核。

温小肠经的药：大小茴香、乌药。

凉小肠经的药：黄芩、天花粉。

引入小肠经用羌活、藁本。

10. 膀胱经：申时（15～17点）

补膀胱经的药：橘核、菖蒲、益智仁、续断、龙骨。

泻膀胱经的药：芒硝、车前子、泽泻、滑石、石苇。

温膀胱经的药：乌药、茴香。

凉膀胱经的药：黄柏、生地黄、甘草梢。

引入膀胱经用药同小肠经。

11. 三焦经：亥时（21～23点）

补三焦经的药：益智仁、甘草、黄芪。

泻三焦经的药：栀子、泽泻。

温三焦经的药：干姜、附子。

凉三焦经的药：生石膏、地骨皮。

引入三焦经用药同肝胆经。

12. 心包经：戌时（19～21点）

补心包经的药：地黄。

泻心包经的药：乌药、枳壳。

温心包经的药：肉桂。

凉心包经的药：栀子。

引入心包经用柴胡、川芎、青皮。

九、中医骨伤部位引经药

一、头部骨伤引经药

额骨及眉弓：升麻、白芷、羌活、防风。

头两侧颞窝：柴胡、川芎。

顶骨：藁本、吴茱萸、细辛。

枕骨：川芎、当归。

两侧颧骨：羌活、细辛。

胸锁乳突肌及颈浅深肌群：白芷、葛根。

咽喉：射干、银翘、板蓝根。

鼻伤：鳖甲、谷精草、辛夷、苍耳。

眼伤：草决明、蔓荆子。

耳伤：磁石。

唇伤：秦艽。

二、四肢引经药

1. 上肢部位

手及前臂：桂枝、桑枝。

肩关节及上臂：姜黄、威灵仙。

左肩：青皮。

右肩：升麻、禹余粮。

左右肩峰：菊花。

2. 下肢部位

髋关节：蛇床子、槐花。

大腿：牛膝、五加皮。

小腿：怀牛膝、薏苡米、石楠藤、透骨草、海桐皮、桑寄生、寻骨风。

距小腿关节：木瓜。

足底：木瓜、牛膝。

3. 各部位关节

天南星、松节、苏木、茯神木。

4. 全身各处

苎麻、桃仁、红花、血竭、乳香、没药。

十、常用中药不同剂量的功效

A

艾　叶

常用量能温经止血，大剂量可使肝细胞损害，出现中毒性肝炎。3~5g 可开胃；8g 左右温经止血、止痛；大剂量则引起胃肠道炎症。

B

白 果

定喘汤白果用量在 21 枚（约 25g）。动物实验证实，定喘汤中重用白果的定喘效果优于常规用量。

白 芍

6~30g 有养血敛阴、柔肝止痛、平抑肝阳的功效。

30~45g 有利尿的作用，用于热病后期，阴液耗损，小便不利等症。白芍长于养血敛阴，虽有利尿作用而不伤阴。

用量若在 30g 以上，对大量吐血的确有良好的止血效果（《岳美中医话集》）。大剂量治疗腹痛也很好，芍药甘草汤中芍药用量要大。

白 术

常用量能健脾止泻；大量用至 30~60g，则能益气通便。

半 夏

止呕、除湿用 10~15g；开胃用 15~30g；安神用 30g 以上。小剂量 6g 降逆和胃；中剂量 15g 化痰开结；大剂量 30~60g（宜开始使用姜半夏 30g、生姜 30g，逐渐加量至 60g）可镇静止痛。

槟 榔

用以消积、行气、利水，常用量为 6~15g。用以杀灭姜片虫、绦虫时，须用至 60~120g。

薄 荷

小剂量疏达；大剂量发散。如在逍遥散中仅用 3g，以疏达肝木；在苍耳子散中重用至 15g，以发散风热，清利头目。

C

苍耳子

少量轻而上至巅顶；重用通下、走足膝。

柴　胡

多用解表，少用疏肝。

2～5g 用于升举阳气，适用于清阳不升、浊阴不降或中气下陷之病症。

5～10g 用于疏肝解郁，如情致不畅、肝气郁结所致的胸胁胀痛等病症。

10～30g 用于解肌退热，临床用于治疗外感六淫之邪所致的寒热往来等症。

柴胡之大量运用还可以通大便及行月经。

柴胡在小柴胡汤中为君药，用量大于其他药味一倍有余，意在透邪外出；而逍遥散中为臣药，用量与各药相等，起到疏肝解郁的作用；在补中益气汤中用为佐药，用量极小，意在取其升举清阳的功能。

蝉　蜕

常用量为 5～6g；治破伤风时需要用 25～30g。

川　芎

外感头痛用量宜轻，最多不超过 4g。

高血压头痛用量宜重，习用 9～12g。

瘀血头痛宜重剂量，可用至 15～30g。

历代认为川芎是治疗头痛的要药。前人有谓"头痛必用川芎"。然头痛一症，病因殊多，川芎性味辛温，功能活血行气、祛风止痛，临床常用于治疗血瘀头痛。

临床用王清任血府逐瘀汤治疗血瘀头痛，方中川芎常重用至 15～30g。清代陈士铎《百病辨证录》散偏汤治偏头痛，疗效十分明显，方中亦是重用川芎达 30g 之多，若减少用量，则疗效不佳。

若用川芎治疗高血压头痛时，亦应大剂量，可用15g以上。无论高血压或低血压所引起的头痛，只要是血中有瘀滞，放胆用之，不但止痛效果良好，同时对血压也有相应的调节作用。据近代药理研究认为，大剂量使用川芎能降低血压，小剂量能使血压上升。有人认为川芎辛温香窜，上行头目，高血压患者应慎用。但是中医理论认为本品上行头目、下行血海，具有双向调节作用。《本草纲目》云：川芎易耗散真气，不可久服，多服令人暴亡……临证应用大剂量时宜参考、斟酌。

穿山龙

味苦，性平，对细胞免疫和体液免疫均有调节作用，近年常用来治疗风湿类疾病。根据《中华本草》谓其干品用量为6～9g，《中草药手册》多为15g，少数达30g，东北地区常用量也为15～30g。但根据朱良春经验，若要取得较好的疗效，其用量须40～50g，30g以下收效不明显，此临证时宜参考。

D

大　黄

1～5g有致泻作用；3～6g可止泻；9～15g可泻下。大黄粉0.3g以下有止泻作用。

两许——疗毒之毒热甚胜者；二两——癫狂其脉实者。（《医学衷中参西录》）

治疗肝炎，随用量增加而各项指标复查时间缩短，认为30g可作为常规用量，临证时可参考。

代赭石

9～18g有镇降胃气、止呕、止噫之功，适用于胃气虚弱的呕吐、呕逆、呃气、胃脘满实等。

24～30g用于治疗实证气喘及肝阳上亢所致的头晕、目眩等。

丹 参

大剂量可治疗失眠。（姜春华）

当 归

小剂量补血，大剂量活血。

当归补血汤即是由黄芪30g、当归6g组成，后世在应用补血的总方四物汤时，当归用量也不超过10g。归脾汤、八珍汤中，当归的用量仅3g。而具有清热解毒，活血止痛作用治疗脱疽的四妙勇安汤，当归用量达到60g，主要是取其活血止痛。治妇人产后瘀血内阻的恶露不行、小腹疼痛的生化汤，当归用量为24g，也是取其活血止痛、祛瘀生新之功。再如治妇人胎前产后气郁血瘀诸疾的佛手散当归用至2～3两，亦是此意。

由此可见，当归用于活血，剂量宜大，可用至15g以上；前人谓其气味俱厚，行则有余，守则不足，故重用则行血之力更甚。若用于补血，则剂量宜轻，3～9g即可。血虚每致阴虚，阴虚则生虚热。当归气味辛温而主动，重用则动血，服后每致口干、烦躁、失眠、头晕，甚则鼻衄。

F

防 己

小量能使尿量增加，大量则作用相反。

汉防己小量则增加尿量，大量则尿量反而减少。

茯 苓

研究结果显示，在25g以下时无明显的利尿作用，至少达到30g才有利尿作用，认为100g时利尿作用最强。临证时可参考。

附 子

1枚为轻量使用治阳虚，2～3枚为大剂量使用祛风湿、止痛（《伤寒论》1枚炮附子的重量约12g）。

有人认为用制附子120～300g水煎3～5小时，有甘温补脾肾之阳、温补下焦元阳之气的作用，而无辛燥热之弊，临证时可参考。

G

关木通

常用量能利水通淋；量过大或长时间服用可导致肾功能衰竭、小便不利，临证时应注意。

桂　枝

在桂枝汤中用 9g，取其温经散寒、解肌发表之功，以祛除在表之风邪。而在五苓散中用量不到 5g，取其温通阳气，增加膀胱气化功能的作用。

H

合欢皮

小剂量可以安神、强心；大剂量可以化痰。

红　花

小剂量可以养血，中等剂量可以活血，大剂量可以破血。

1 ~ 1.5g 用于调养气血。在温补剂中加入少量红花，可用于治疗产后血晕、头晕、眼花气冷等。

12 ~ 15g 可用于冠心病、心绞痛，取其破瘀通经之功，表现为兴奋子宫、降压、扩张血管。

厚　朴

大剂量破气，小剂量通阳。（叶天士）

黄　芪

补气，常用量为 9 ~ 15g，气虚难汗者用之可汗，表虚多汗者用之可止；其对血压的影响，在 15g 以内可升高血压，15 ~ 35g 降血压；40g 以上调节血压的动态平衡。其利尿作用在 20g 以内最明显，30g 以上则趋于抑制。王清任的补阳还五汤中重用至 120g。

J

鸡内金粉

3g用于治疗体虚遗精、遗尿，尤其对肺结核之遗精有较好疗效。

4.5～12g用于调理脾胃、消食祛积，尤其适用于消化酶不足而引起的胃纳不佳、积滞胀闷、反胃呕吐等。

15～30g有化坚消石之功，可用于泌尿系结石及胆石症。

决明子

3～6g治疗急性结膜炎、麦粒肿、角膜云翳、虹膜炎等。

9～12g治疗老年性哮喘、胃炎、胃溃疡、急性肾炎、急性尿道感染。

20～30g治疗急性胆道感染、胆囊炎、慢性胰腺炎、高血压等。

K

苦 参

5～8g有利尿消肿的作用，用于治疗肾炎性水肿、肝硬化腹水、心脏性水肿等，并有平喘止咳的作用，可治疗支气管哮喘发作。

小剂量苦参可治疗心律失常，如早搏等。

10～15g治疗细菌性痢疾、钩端螺旋体病及各种皮肤病。

30～60g可用于外治感染、各种原因所致的失眠症。

L

连 翘

诸家皆言其发汗，而以之治外感风热，用1～2两必能发汗，且发汗之力甚柔和，又甚绵长。曾治一少年风温初得，俾单用连翘一两煎汤服，彻底微汗，翌晨病若失（《医学衷中参西录》)。

龙胆草

小剂量开胃健胃，大剂量清肝胆湿热效著。

麻 黄

小剂量通阳消癥，多用则发汗利水；麻黄常用量 2~9g。小儿多用炙麻黄，或与等量甘草同用，用量不宜超过 3g。治疗水肿时一般用量较大（并配生石膏其比约为石 3∶麻 1），可由 9g 渐加至 15g，（个别可逐渐用到 20~30g，生石膏相应增加到 60~90g）以减少麻黄的发汗作用，而达到宣肺利尿的作用。

马兜铃

常用量能止咳，用量至 15g 时可致呕吐，30g 以上可使呼吸抑制，血压下降，亦可导致肾衰。

麦 芽

催乳、回乳有以下几种情况：生麦芽通乳，"生"取其"升发"之意，用量在 30g 以下；炒麦芽回乳，"炒"取其"炒枯"之意，用量在 60g 以上；生、炒麦芽均可单独用于回乳，量在 60~120g。

生炒麦芽混用于回乳，用量是各 60g 以上。

P

胖大海

1~4 枚有开肺解表、清热利咽之功，用于风火犯喉而致的声音嘶哑。

12~15 枚有通便之功，可用于头目风热之疾合并大便热结者。

Q

牵牛子

少用可泻下通便，祛除肠中积滞；多用则峻下逐水，攻逐腹中积水。

R

人　参

常用量为 5 ~ 10g。用于复脉固脱时可用至 15 ~ 30g。

肉苁蓉

6 ~ 12g 有补肾助阳、益精血之功，适用于阳痿不孕、腰膝冷痛、筋骨无力等证。

15 ~ 30g 有润肠通便之功，用于肠燥津枯之大便秘结之证。

本品助阳而不燥，滑而不寒，是一味既补阳又益阴的药物。

S

三　棱

常用剂量一般为 9g，但临床上以该药配合其他中药主治各类恶性肿瘤病时，其每日用量可达 45 ~ 75g。

桑白皮

6 ~ 9g 有退热作用；10 ~ 12g 有祛痰镇咳之功；15g 有利尿及轻泻作用。

山　楂

6g 左右祛瘀力强；9 ~ 12g 温通力强，用于治疗慢性肝炎；15 ~ 30g 可治疗慢性胆囊炎、萎缩性胃炎。

山茱萸

常用量为 5 ~ 10g，急救固脱时可用至 25 ~ 30g 甚至 100g 以上。

生　地

大剂量能治疗类风湿（姜春华）。血沉高者，根据血沉数，用相应的剂量，可明显降低血沉。

升 麻

小剂量6g以下，有升阳举陷之效；多用（10g以上）有清热解毒之功。

3～10g有发表透疹、升阳举陷之功，用于风热头痛、中气下陷、斑疹不出等。

30g以上时有报道治疗面神经麻痹有较好疗效，临证可参考。

石菖蒲

1.5～3g用作引经药，有明目、开音之功，用于角膜溃疡、声音嘶哑等。3g亦可用于治疗冠心病。

4.5～7.5g用于开窍，治疗湿温病之湿浊蒙蔽清窍者，以及狂躁性精神分裂症。

6.9～12g有通利小便之功，可用于石淋或热淋，亦可用于老年慢性支气管炎及梅核气（神经官能症）。

30g可治疗中风后遗症偏瘫、慢性肠炎所致的久泻。

熟 地

凡下焦虚损，大便滑泻，服他药不效者，单服熟地就可止泻，然需日用四五两，煎浓汤服之亦不作闷（熟地少用则作闷，多用转不闷），少用则不效（《医学衷中参西录》）。

90～120g对糖尿病晚期尿液浑浊者有特效。

赵振兴老中医经验：临证凡肺肾肝心阴虚者用大量亦不腻膈，胃脾阴虚者，少用即腻膈，临证可参。

水 蛭

1.5g研末吞服，1日2次，主治肺源性心脏病。

5～10g可治疗急性支气管炎、高血压所致的头晕。

12～15g可治疗脑溢血后遗症、原因不明的癥瘕痞块，本品破瘀血而不伤新血。

苏 木

小剂量和血，大剂量破血。

生杜仲

大剂量治疗腰痛有奇效，可用 30 ~ 90g。

W

五味子

大剂量 100 ~ 150g 治疗慢性疲劳综合征有奇效（刘祯吉），临证时可参考。

1.5 ~ 3g 有敛肺镇咳之功，用于治疗肺虚咳嗽，如老年慢性气管炎、肺气肿。

6 ~ 9g 有滋补益肾之功，用于肾虚咳嗽、遗精、滑精及久泻久痢等。

X

夏枯草

常用量一般 6 ~ 15g，治疗甲状腺瘤时，用量可到 30g 以上。

豨莶草

6 ~ 9g 对慢性风湿及类风湿关节炎有较好疗效。

9 ~ 15g 可用于治疗肝阳上亢型高血压兼有四肢麻木、腰膝无力、头痛、头晕者，较为适宜。

Y

洋金花

止咳平喘或止痛，一般用 0.3 ~ 0.6g，每日用量不超过 1g。若用作麻醉药时可用至 20g。

薏苡米

药食两用中药，其常用量为 30g，而治疗风湿、腰腿疼等病症时，用量可达 45 ~ 90g。

郁　金

3～10g 有疏肝止痛的作用，用于慢性肝炎和肝硬化所致的肝区痛、泌尿系疾患引起的肾区痛、妇科血瘀痛经等。

10～15g 有行气利胆的作用，用于治疗传染性肝炎，能升高血清蛋白，促进胆汁分泌和排泄，增进食欲。

30～60g 有较好的排石作用，可用于治疗各种结石。本品入气分以行气解郁，入血分以凉血破瘀，善治肝胆、行下焦。

元　胡

小剂量止痛，大剂量安神。

元　参

9～10g 有滋阴降火、清热润肺之功效，可用于治疗虚火上炎所致的咽喉疼痛、牙痛以及肺热咳嗽等。

18～30g 有祛虚热、除烦躁之功，用于热病伤阴、阴虚火盛出现的烦躁不安者。

30～90g 有软坚散结的作用，用于治疗瘰疬、脉管炎等。

元参苦甘而咸，用于热证有清热滋阴、消炎解毒的作用。虚热、实热均可应用，但以滋阴见长。

益母草

调经用 10～15g，据朱良春老中医观察，益母草的利尿作用，每日用到 30～45g 尚不见效，须加至 60～75g，始奏明显之效。90～120g 时其效更佳，常用以治疗急性肾炎之尿少、浮肿之候，常一剂知，二剂已，朱老经验临证可参。

Z

泽　泻

6～10g 治疗黄疸型肝炎、急性肠炎（暴泻）、植物神经功能紊乱所致的多汗。

15～20g 可治疗乳汁不通、急慢性湿疹。

25～30g 可治疗梅尼埃病、高血压、低血糖所致的眩晕等。所谓：治眩晕非30g不为功。

浙贝母

9～15g有清肺热、润肺燥、清热化痰之功，用于外感及内热咳嗽。

18～30g有解毒散结之功，用于治疗肺痈、乳痈、瘰疬、发背及一切痈疡肿毒。

知　母

大剂量能控制血糖（姜春华老中医经验）。

枳　壳

3～12g有行气宽中、除胀满之功，用于脾胃功能失调所致的气滞诸症。

15～30g可用于子宫脱垂或久泻脱肛等脏器下垂证，药理研究证实，枳壳对胃肠、子宫有兴奋作用，能使肠蠕动增强、子宫收缩。

枳　实

常用量为3～10g，用于脏器下垂时可用至60～100g。

炙甘草

1～3g有调和药性的作用；5～10g温肾养心；30g以上有类似激素样作用。

（李源注：本部分内容主要是平时读书学习时留意摘抄而来，大部分已经在临床反复验证，学习者可在临证时参考，以积累更多经验。）

后　记

　　余本草民，天性不敏，自幼酷爱岐黄之术。然，因系自学中医，早期又无师指点，自知先天缺陷，故20余年来不敢稍有懈怠。为弥补不足自当勤奋，不敢言倦，每日临证、读书，早起晚眠；伏案笔耕，释难解惑，不敢稍辍。岁月匆匆，转眼20余年矣。积累了些许的资料，沉积了点滴的经验，不敢言学懂了中医，且把这一时段的经历展示出来，供后来者参考，供自己在以后的临证中借鉴，以求提高，也愿此书能够为中医事业添砖加瓦。

　　业中医20余载，深感中医的博大精深，越是学习、越是临证、越是感到自己学问的贫乏。20余载临床摸爬滚打，摸索出"抓脉证、定病机、选主方、配部位引经药"这样一条中医临证经验，施于临床，每可取得佳效。越是应用，越是感到这个经验的弥足珍贵，不敢自秘，亦不揣浅陋，整理成册，集成《草医堂临证传薪》一书，因水平有限，错误和不足之处肯定不少，愿接受各位同道的批评指正。

　　在本书出版之际，感谢曹东义老师、韩献华先生在百忙之中为本书写序，特别是感谢我的妻子任献蕊女士这么多年来在生活上给予的关心和照顾，以及在我的资料整理和保管上给予的帮助，有了他们的付出，才使得本书能够如此尽快地出版面世，在此谨向他们表示最崇高的敬意。

中医薪火，世代相传，以此为契机，更应该奋发努力，提高医术，服务病患。

路漫漫其修远兮，吾将上下而求索……

李源

2013 年 8 月 8 日

记于宁晋草医堂

图书在版编目（CIP）数据

草医堂临证传薪/李源著．—太原：山西科学技
术出版社，2014.9（2020.5 重印）

ISBN 978－7－5377－4943－5

Ⅰ．①草…　Ⅱ．①李…　Ⅲ．①中医学—临床医学—经
验—中国—现代　Ⅳ．①R249.7

中国版本图书馆 CIP 数据核字（2014）第 198481 号

草医堂临证传薪
CAOYITANG LINZHENG CHUANXIN

出　版　人：赵建伟
著　　　者：李　源
责 任 编 辑：杨兴华
封 面 设 计：杨宇光

出 版 发 行：山西出版传媒集团·山西科学技术出版社
　　　　　　地址：太原市建设南路 21 号　邮编：030012
编辑部电话：0351－4922078
发 行 电 话：0351－4922121
印　　　刷：山西基因包装印刷科技股份有限公司
网　　　址：www. sxkxjscbs. com
微　　　信：sxkjcbs

开　　　本：889mm×1194mm　　1/32　　印张：7.5
字　　　数：175 千字
版　　　次：2014 年 9 月第 1 版　　2020 年 5 月第 3 次印刷

书　　　号：ISBN 978－7－5377－4943－5
定　　　价：25.00 元

本社常年法律顾问：王葆柯
如发现印、装质量问题，影响阅读，请与印刷厂联系调换。